阅读成就思想……

Read to Achieve

寻找
大脑快乐
分子

ANATOMY
OF A SCIENTIFIC
DISCOVERY

The Race to
Find the Body's Own Morphine

内啡肽
发现简史

[美] 杰夫·戈德堡◎著

（Jeff Goldberg）

肖晓◎译

中国人民大学出版社
·北京·

图书在版编目（CIP）数据

寻找大脑快乐分子：内啡肽发现简史／（美）杰夫
·戈德堡（Jeff Goldberg）著；肖晓译. -- 北京：中
国人民大学出版社，2024. 8. -- ISBN 978-7-300-33035-
8

Ⅰ．R338.2-49

中国国家版本馆 CIP 数据核字第 2024B5D394 号

寻找大脑快乐分子：内啡肽发现简史

［美］杰夫·戈德堡（Jeff Goldberg）　著

肖　晓　译

XUNZHAO DANAO KUAILE FENZI：NEIFEITAI FAXIAN JIANSHI

出版发行	中国人民大学出版社	
社　　址	北京中关村大街 31 号	**邮政编码**　100080
电　　话	010-62511242（总编室）	010-62511770（质管部）
	010-82501766（邮购部）	010-62514148（门市部）
	010-62515195（发行公司）	010-62515275（盗版举报）
网　　址	http://www.crup.com.cn	
经　　销	新华书店	
印　　刷	天津中印联印务有限公司	
开　　本	720 mm×1000 mm　1/16	**版　次** 2024 年 8 月第 1 版
印　　张	15.5　插页 1	**印　次** 2024 年 8 月第 1 次印刷
字　　数	180 000	**定　价** 69.90 元

　　"内啡肽"一词在公众心中具有神奇的魔力，与"多巴胺"这一传奇词汇齐名。在流行文化和科学的交汇处，两者经常被拿来比较，引发了无数讨论。网络上充斥着各种吸引眼球的标题，如"年少只知多巴胺，中年才懂内啡肽""穷人迷恋多巴胺，富人钟情内啡肽""再见多巴胺，你好内啡肽"……这些言论不仅揭示了人们对这两种神经递质的好奇和兴趣，还暗示了内啡肽在某些方面或许比多巴胺更胜一筹。

　　多巴胺和内啡肽都是大脑中的重要化合物，它们在调节情绪、感知和行为方面扮演着关键角色，但它们的功能和作用机制有所不同。多巴胺通常被称为"快乐因子"，它在奖赏感知、快感体验、运动控制、动机和注意力调节中起着关键作用。多巴胺的释放让我们感受到快乐和兴奋，驱动我们去追求那些能带来即时满足的行为，如食物、性和社交互动等，也能帮助我们更专注，并加强学习与记忆。它在脑中释放和代谢的不平衡还会引发诸如抑郁症、双相情感障碍、强迫症等多种精神疾病。而内啡肽则被称为"天然镇痛剂"，它不仅能够缓解疼痛，还可以调节情绪和缓解压力，通常在运动或艰苦的努力之后会引发内啡肽的释放，让人产生成就感和欣快感，带来更深层次的满足和宁静。总之，多巴胺和内啡肽都对我们的情绪和行为产生影响，但它们在脑内的作用像是两种截然不同的乐器在同一交响乐中的演出。多巴胺像是激动人心的小号，快速地在乐章中爆发；而内啡肽则像是低沉的大提琴，缓慢而深情地在背景中回响。两者共同创造出人类情感丰富多彩的交响曲。

　　作为神经科学领域的研究者，我与多巴胺和内啡肽两者都颇有渊源。我目前在复旦大学类脑智能科学与技术研究院担任认知神经科学中心执行主任。认知神经科学中心由著名神经心理学家、英国三院院士特雷弗·罗宾斯（Trevor Robbins）教授筹建。正是罗宾斯教授开创性的工作揭示了多巴胺不仅是快乐因子，更是上瘾行为的元凶，它通过控制大脑额叶和中脑的神经细胞，诱发人们产生不断重复的强迫行为。例如，当我们玩手机时，看到新奇有趣的东西就会产生多巴胺，多巴胺的涌动带来短暂的愉悦，但这种快感迅速消退，迫使我们不断寻找新的刺激以维持多巴胺的释放，从而导致了刷手机上瘾。这也是为什么大家认为多巴胺所带来的快乐并不持久，并可能带来负面后果。我在西安交通大学本科毕业后，获得保送到复旦大学直接攻读博士学位的机会，由于对脑科学的浓厚兴趣，我加入了神经生物学研究所（现更名为脑科学研究院），师从张玉秋教授和赵志奇教授，研究痛觉信息传递与调制。因此，正是在两位导师的带领下，我进入了疼痛研究领域，并在张玉秋教授的指导下完成了疼痛相关负面情绪的研究和博士论文。内啡肽的发现最初就是为了对抗疼痛，那些常需依赖吗啡等阿片类药物以求痛楚减轻的患者，深知阿片类药物的依赖性和副作用，对他们而言，使用这些药物犹如饮鸩止渴。而内啡肽作为人体自产的"天然吗啡"，不会引发依赖，为疼痛治疗提供了一种更为安全的选择。本书便是讲述了内啡肽发现的历程，展现了它在科学和医疗领域的重大影响。

这本书讲述的是一个关于科学探索、发现与创新的故事。故事从苏格兰阿伯丁的小实验室讲起，详细描述汉斯·科斯特利茨（Hans Kosterlitz）和约翰·休斯（John Hughes）两位科学家在资源有限的条件下，如何通过坚韧不拔的努力，发现并证实了内啡肽的存在。本书还介绍了在内啡肽发现过程中来自不同国家、研究机构和领域的科学家之间的合作与竞争，展示了科学研究与社会伦理、法律风险、利益冲突之间的复杂关系，体现了推动科学进步过程中所面临的机遇和挑战。作为一名科研人员，我认为这本书不仅记录了一个重要的科学发现的历程，更重要的是，它展现了科研的核心价值——好奇心驱动的探索、面对困难和挑战时的执着和勇气，以及对未知领域持续追求的梦想和热情。

另一方面，这本书还反映了科研模式的演变，介绍了从"小"科学到"大"科学的转变模式。在现代科学研究中，随着科学问题的复杂性增加，科研资源日益向"大"科学、"大"装备、"大"数据和"大"团队倾斜，科学研究极度依赖于庞大的资金投入、高级的科研设施、海量的数据资源和跨学科的合作团队，这些都是开展大规模的科学探索的必要条件。书中通过内啡肽研究的国际合作案例，以及高校与制药公司之间的合作，展示了这种科研模式在国际科研竞争中取得领先地位的实例。然而，书中也强调了在这一背景下"小"科学的重要价值——即使在资源有限的条件下，坚持和创新同样能取得显著的科学成就。这对目前的中国科研发展而言，也非常有提示意义——我们在追求科技创新的过程中，应当鼓励和支持多种规模和风格的研究项目，并重视个体科学家或小团队的创新潜力。

最后，我要感谢我的导师张玉秋教授和赵志奇教授引领我进入了科学研究的殿堂，感谢我的合作者和指导者特雷弗·罗宾斯院士在这本书的翻译过程中的启发与帮助，感谢中国人民大学出版社的张亚捷编辑细致认真的修订与专业的讨论。由于受水平和时间所限，难免有错漏之处，诚请同行专家及读者不吝赐教，以便修订时予以完善。

2024 年 4 月 26 日于上海

20 世纪 90 年代中期，人体内一种叫作内啡肽的分子家族被发现，它的作用与麻醉药类似，这一发现引发了大众和科学界的无限遐想。然而，与这项科研成果本身具有同等的关注价值的是发现它的过程。在英国苏格兰地区阿伯丁（Aberdeen）市的一个满是灰尘的小实验室里，汉斯·科斯特利茨和约翰·休斯完成了虽不宏大但却极其伟大的科研工作。这项成果并未花费巨资，也并非出自摆满高科技设备的现代实验室。一切成果全靠研究人员心无旁骛地付出，以及他们的睿智和充分利用有限工具的能力。内啡肽的发现是低成本、小规模创新的缩影，而这种创新模式则在 10 年后以车库式创新引发了计算机革命。

自本书首次出版已经过去了 25 个年头，书中提到的一些核心人物也已逝去。阿伯丁实验室主任汉斯·科斯特利茨于 1996 年去世，享年 93 岁。在 73 岁时，他通过刺激豚鼠回肠的一小块神经组织，验证了他的同事约翰·休斯从猪脑组织中提取的化学片段具有阿片样活性。最强大的内啡肽——强啡肽的发现者阿夫拉姆·戈德斯坦（Avram Goldstein）也于 2012 年去世，享年 92 岁。然而，"年轻"一代的内啡肽研究人员中仍在持续工作。年仅 36 岁的所罗门·斯奈德（Solomon Snyder）和 29 岁的博士后坎达丝·珀特（Candace Pert）发现了大脑中的阿片受体，这些受体与阿片制剂的配合就如同锁与其适配的钥匙一样。如今，71 岁的所罗门·斯奈德继续在约翰斯·霍普金斯大学从事研究工作，期间他发表了上千篇论文，致力于探讨脑源性"一氧化氮"气体对记忆的影响。而作为内啡肽的元老研究团队中唯一一位在 Facebook 上开设专栏和博客的科学家，坎达丝·珀特一如既往地不循规蹈矩，她的博客新专栏是《治愈伤痛，闪耀光芒》（*Healing the Hurting, Shining the Light*），并在一家艾滋病疫苗研发的私企工作。约翰·休斯 35 岁时发现了第一种内啡肽——甲脑啡肽的结构式，现年 71 岁的他从帕克 – 戴维斯神经科学研究中心的主任一职卸任后，仍然在剑桥沃尔夫森学院继续科学研究工作，业余时间都花在打理自家花园和高尔夫球场上。

"内啡肽"一词目前已经成为通用词汇，指的是人体内多种多样的与情绪有关的化学物质。然而探究这项人体中深藏的机密的科研模式，可能难以再次复制，真的要成为过去了。

如今，大科学的研究模式成为标准，在这一模式下，研究预算高、员工多、设备齐，并且借由互联网实时交换数据的便利，还可以让多个研究中心（通常分散在全球各地）的数十名科学家进行常态化合作，而这种合作模式又能有效地控制研究预算。在 2013 年的科学赛道上，小、慢、稳的研究模式逐渐变得越发难以存活下来。

有这样一个案例：

在 20 世纪 90 年代中期，美国石溪大学的一个研究小组在神经细胞中

发现了一种名为 $NaV_{1.7}$ 的钠离子通道，$NaV_{1.7}$ 后被证实为传递疼痛信号的关键通道。这项令人振奋的发现揭示了分子门控通道的广阔潜能。这项成果正是由 19 位来自 5 个国家的科学家的通力合作而促成的，药业巨头辉瑞制药公司也对其进行了资助。这个跨国研究团队分析了先天性对疼痛不敏感的儿童的 DNA 数据，这些儿童曾被诊断为内啡肽通路缺失，他们遭受了严重的烧伤或其他外伤后也毫无知觉。最终，研究团队发现这些儿童体内的 $NaV_{1.7}$ 通道功能障碍，从而导致疼痛信息被完全阻断，就像是用上了不会失效的局部麻醉药一样。

假如人们一旦不幸患病或受伤，就可以选择通过药物来阻断疼痛带来的折磨。辉瑞制药公司和它的竞争对手 Icagen 制药公司都想到了这点，他们希望利用这个科学发现，来研发一种不会让人上瘾的止痛药——研发出被戏称为"无刺蜜蜂"的灵丹妙药，成为科研人员研究内啡肽的深层动力之一。

在辉瑞公司和 Icagen 公司争相研发新一代畅销止痛药之时，其他制药公司也疯狂地投入了数百万美元，想尽一切办法让传统的麻醉药物无法被碾碎、吸食和注射，也就是想让麻醉药在对吸毒者的成瘾性测试中令人反感。

由此可见，大科学并不总能带来大成果，在药物研发领域更是如此。而某一天当人们对大科学的热衷褪去，会不会有下一个约翰·休斯，再次骑上他那辆带板条箱的自行车，穿过黎明前的街道，去寻找新鲜的猪脑？

目 录

与纯粹的科研人员在实验室中苦心探索新发现截然不同，产业化层面处理的重心在于尽快取得与新发现直接或间接相关的专利，并期待其中某一项能获得丰厚回报。在脑啡肽的突破性成果发表在《自然》杂志五个月后，有几十家制药公司加入了新一轮将内啡肽变成非吗啡类镇痛药的角逐中。

1978 年对于研究内啡肽的科学家来说，无论是在其家庭内部，还是在其群体之间，那都算得上是一个分裂的时期，但这同时也是内啡肽家族数量激增的时期。到了 1978 年，阿片肽的数量增涨了四倍，从 5 种增加到近 20 种，这将该领域推向"异常复杂到几乎无可救药"的地步。

内啡肽真的能让跑步者产生欣快感吗？它真的是情绪调节的砝码吗？内源性阿片肽与疼痛调节、愉悦、学习与记忆、压力、免疫系统反应以及性反应之间存在联系的假说无疑令人振奋，特别是通过它还有可能把化学、生理学和情绪的生理状态整合在一起。但无论针对内啡肽的人类实验和动物实验的结果仍然颇有争议，科学家开始将注意力转移到这些谜题上，等待着下一次机遇和突破。

多种内啡肽和递质根据我们基因中的信息合成，就如同"交响乐团"中的演奏者弹奏乐器，再通过酶的塑造发挥其精准效应，就像指挥家去诠释作曲家的乐谱一样，让人有一种畅酣淋漓的感觉。

第 1 章

在屠宰场收猪脑的科学家

位于苏格兰东北海岸的阿伯丁，冬天似乎在 10 月初就到来了，一直持续到次年 5 月才结束，并且大多数日子里都在下雨。

阿伯丁原是一座以渔业和纺织制造业为主要产业的小城，由于在 1973 年秋发现了近海石油而转变为采油重镇，仿佛成了美国的边境小镇。来自美国得克萨斯州的石油工人戴着高顶宽边呢帽和牛仔靴在街上闲逛，这些平时在钻井台工作的年轻人周末进城时就像是在拍美国西部片，他们口袋里塞满了现金，喝酒斗殴，寻欢作乐。石油为阿伯丁带来了繁荣和发展，新的办公楼和商厦栉比鳞次地在阴沉沉的花岗岩建筑中拔地而起。

阿伯丁的建筑都由附近采石场开采的花岗岩建造，它们的筑造风格让这座城市看起来也如花岗岩一般严峻冷酷。在白天，当阳光照射在花岗岩上时，这些石材因二氧化硅的成分变得闪闪发亮，然而在凌晨 4 点，作为阿伯丁历史悠久的主干道的联合大街，则显得萧条而灰暗。

湿漉漉的人行道空无一人，昏暗的商店门窗紧闭，约翰·休斯像兜售冰激凌的小贩，骑着一辆车头带板条箱的自行车在黎明前的黑暗中穿梭。

休斯当时 30 岁，他戴一副眼镜，身材矮小，弱不禁风，外表平平无奇。他有一双肿大的手掌，他的双手看起来像是拳击运动员或杀人犯的手，指甲下留有结痂的血块，指关节和指尖也沾染着血污。他戴着一顶橙色的巴拉克拉瓦棉帽，几乎把整个头都包了进去，这顶帽子是他的妻子曼迪在刚刚过去的圣诞节送给他的礼物。

休斯在布罗德街左拐，一头扎进了阿伯丁大学马里沙尔学院的阴影处，停好自行车后溜进学院大楼，轻手轻脚地走进三楼的实验室，去拿他需要的东西：一些小塑料密封袋、一件白大褂、一把血迹斑斑的钢锯和斧头、一把伍尔沃斯牌木柄短刀，以及一瓶苏格兰威士忌。

他小心翼翼地把所有物品放进板条箱，蹬上自行车朝市场街码头的方向驶去。他在湿漉漉的鹅卵石上颠簸地骑行，寒风吹打着他的脸颊，眼镜上蒙上了一层雾气。渔船正在出海，爱德华王子码头成了这座沉睡城市的热闹之地。海鸥尾随着船尾，飞身争抢着昨日遗留的渔获。

休斯把自行车停在一个仓库前，买了一块干冰，仓库主人卖得不情不愿，因为他的干冰通常得 10 块起售。休斯把干冰装进板条箱，然后蹬车缓缓上坡。路过乔治街的玛莎百货后，离他的目的地就只剩一英里① 了。

****

1908 年，位于乔治街和哈钦森街拐角处的"杀戮"屋首次开业，木门上方高高的花岗岩墙上铭刻着开业日期，还刻着屠夫公会徽章图案——一把斧头、三把刀、一座城堡，以及座右铭"为人正直"。当地农民带着猪羊来这里屠宰，而这里也是约翰·休斯收集猪脑的地方。石头砌成的围栏、填埋坑和屠宰棚早在 20 世纪之初就已建成，在石砖铺设的地面下是排水沟

---

① 1 英里 ≈1.61 千米。——译者注

和下水道，这些排水系统用于把屠宰场的血水疏通出去。天轨上的链条、滑轮和吊钩则是最近才添置的。屠宰场没有房顶，从乔治街二楼的窗户可以清楚地看到整个上午的屠宰过程。

牲畜在木棚里不安地走来走去，屠夫们三五成群站在柴火旁取暖，大锅里的水在柴火上沸腾。他们操着浓重的苏格兰口音，抽着烟，喝着咖啡。休斯知道自己在他们眼里一定是个怪人：这个小个子男人每隔几天就会骑着一辆有板条箱的自行车过来，身穿白大褂，花一上午的时间把猪脑装进干冰里。

对休斯来说，猪脑绝对是必要之物，而且他的需求量很大，在这里他能免费获取到。他试图向屠夫们解释，他正在猪脑中寻找一种化学物质，这种物质类似于罂粟提取物，即一种动物体内产生的天然"吗啡"，或许有朝一日能揭开安全缓解人类疼痛的神秘面纱。有几个屠夫假装听懂了，但休斯很快意识到，和他们沟通赠送威士忌外加一点钱，比起那些听起来很疯狂的科学解释要有效得多。

当然，休斯与当地兽医、卫生检查员和屠宰场主管的沟通还是比较顺畅的，他们批准了休斯的这个项目，使该项目合乎法规以便他能顺利开展工作。而他们也不是真的明白休斯在说什么，但为了给科学界提供一些猪脑进行研究，他们还是没有拿市里规定的肉类包装条例为难他。另一方面，也是由于苏格兰菜肴虽然千奇百怪，却始终对烹饪猪脑兴致不高。

屠宰开始后，休斯避开绵延的雨水，在猪圈旁一个棚子下面的石凳上摆起一个小操作台。猪儿一个挨一个地被棍子和电棒驱赶到狭窄的石头围栏里，一个手持步枪的人站在距离它们稍高一点的地方。这些硕大的生物一开始不满地哼哼着，但随着恐慌占据了上风，它们的叫声变得尖锐，听起来像是人发出的声音。子弹向下射穿每一只猪头的额叶，从喉咙穿出，几乎瞬间将其击毙。幸运的是，休斯所寻找的化学物质最有可能存在于大脑的中部和后部，在枪击后依然是完好无损的。

死猪被滑轮吊起来，扔进一个大沸水桶里脱皮，然后它们的后腿被固定在滑轨的钩子上向前移动。这时，屠夫手持电锯把死猪哗啦一声锯开，血淋淋的内脏飞溅而出汇入泥浆，朝休斯坐的石凳流去。

如果休斯贿赂成功，加上屠夫的时间充裕，那屠夫会先用电锯把猪头砍下来，若无其事地送到休斯那儿去。如果屠夫太忙，休斯必须自己砍下猪头，再把这可怖的珍品搬回他的石凳处理。他重新坐下来，用短柄斧把猪头劈开，伸手进去，用伍尔沃斯木柄短刀把猪脑分离，并将西柚大小的大脑从厚厚的、锋利的头骨碎片中弄出来。整个操作耗时大约 10 分钟，当他完成时，他的手上总是布满了擦伤和割伤。

他把每个猪脑分别装入独立的塑料袋，再把塑料袋放在自行车板条箱里的干冰上，他来回重复着这个步骤直到将全部猪脑装完。屠夫把新鲜的猪头排成一排，休斯处理后就把它们扔到一旁。一上午下来，他脚边能堆起二十几个猪头。

天逐渐放亮了，太阳在上午 8 点左右升起，尚未投下温暖的光，像个发着冷白光的圆盘。10 点过后不久，所有的工作都结束了。这时休斯收拾好设备，到水龙头处用冷水清洗双手。当工人们开始涌向屠夫酒吧（the Butcher's Arms）以及附近其他的小酒馆时，老鼠纷纷出动，大快朵颐着屠宰场空地上留下的血腥美食。

大约 10 点 30 分，休斯骑着自行车穿过马里沙尔学院巨大的哥特式拱门。学院的建筑像一个庞然大物，让他想起恐怖片《科学怪人》（*Frankenstein*）的场景，貌似监狱的四侧翼楼与城市里的其他建筑物一样，灰黯且了无生气，把警卫室和停车场围在中央，迈克尔·霍尔（Michael Hall）小卖部的上方，耸立着一座乌黑的钟楼。休斯把自行车停到门口的自行车摆放架上，把沉甸甸的装着猪脑和干冰的板条箱拖到南翼楼的一扇小木门边，然后沿着蜿蜒的楼梯搬上三楼。

约翰·休斯把自己的整个职业生涯都押在了这个有风险的科学项目上，早上例行的工作也是冒险的一部分。那年秋天，他刚开始从猪脑中分离出一种粗糙的化学物质，这一物质是科学界前所未见的。它是一种天然存在的化合物，由大脑内的细胞所产生，在实验室测试中，它表现出了与吗啡（一种从罂粟中提取的麻醉药品）极其相似的特性。

最终，这些在大脑和体内发现的与吗啡类似的化学物质被命名为内啡肽，即"体内吗啡"。但在 1973 年的秋天，休斯发现的天然化合物还没有名字，他实验室的同事称之为"X 物质"——除了休斯之外，世界上鲜有人相信它的存在。但是，如果 X 物质真的存在，而且休斯能够把它提纯的话，那么其重要性必将无可比拟。

毋庸置疑的是，制药公司肯定对此感兴趣。1973 年，治疗各种人体疼痛的药物只有两种：一种是阿司匹林及其类似药对乙酰氨基酚（药品泰诺的主要成分），另一种是阿片类药物。阿片类药物的药效强劲，但易成瘾；阿司匹林虽然足够安全，但无法有效治疗偏头痛、关节炎以及病理机制仍鲜为人知的慢性疼痛综合征。

X 物质很有可能作为一种完全不同的替代品。由于它源于体内，生物体天然与之共存，因此它没有麻醉剂的成瘾性。找到一种不会让人上瘾的止痛药——它既具有麻醉药的疗效，又像阿司匹林一样安全——一直以来是人类难以实现的美好夙愿。自 20 世纪 30 年代以来，制药公司的化学家们一直不断探索，他们戏称这个宝藏为"无刺蜜蜂"。如果真能发现这一宝藏，它的商业潜力则是以数亿美元计的巨大存在，而 X 物质所具有的纯粹科学价值并不因此有丝毫的折损。如果真如休斯所猜想的那样，X 物质是大脑中调节疼痛感知的基本机制的一部分，那么它很有可能会引起诺贝尔奖委员会的注意，作为竞争对手的研究人员也会对其非常非常着迷。

在 1973 年，阿片肽领域还未受到瞩目，但大脑已是科学界最后几个尚未探索的伟大前沿之一。人类大脑这个仅有三磅①重的组织中约有 1000 亿个神经细胞，这个数量相当于银河系中恒星的数量。这些神经细胞如何协调人类如此复杂的生物运转，以及如何作用于记忆、学习和感知，仍然是科学家们亟待解开的谜题。

20 世纪初，人们发现神经细胞以化学递质的形式交换信息，从而奠定了现代神经科学的基础。到了 20 世纪 60 年代初，研究人员发现了四种主要的神经递质——乙酰胆碱、去甲肾上腺素、多巴胺和血清素，并确认它们与不同类型的行为密切相关。虽然神经递质的确切工作方式尚未被完全知晓，但研究人员认为，这些微小的蛋白质片段是通过突触（即神经细胞之间的微小间隙）进行传递的，它们以分子的形式像"钥匙"一样与蛋白质"锁孔"契合——这些蛋白质被称为"受体"，进而激发下游细胞放电。这些人体中的分子化合物在一定的平衡状态下产生细微变化，它们的变化过程不仅控制着我们的身体知觉，还影响着我们每时每刻的精神状态以及对自我的感知。

---

① 1 磅 ≈0.454 千克。——译者注

还有一类化学物质被称为"神经调质"，它们被认为存在于神经细胞的轴突中，在神经信号到达突触末端前起作用。这些化学物质具有微调作用，可以通过加速或减缓神经脉冲在轴突中的传播速度，间接调节突触末梢释放神经递质的总量，从而改变神经递质的化学水平。然而，目前只有少数神经调质被明确识别，作为心脏重要的调节因子的血管紧张素就是其中一员。对血管紧张素的研究曾是约翰·休斯在耶鲁大学担任博士后研究员时的专项课题。和许多科学家一样，他认为还有其他神经调质存在。X 物质可能就是其中之一，休斯仍在试图弄清它在疼痛感知中的具体作用。

疼痛信号以神经脉冲的形式沿着神经通路从身体表面传递到大脑。人们在大脑中发现了痛觉中心——神经细胞群，这些细胞群在受到电刺激时会在实验动物身上产生疼痛反应。然而，科学家也怀疑神经系统可能包含"下行"疼痛通路，它使得大脑能够自我调节，在某些情况下减弱对疼痛的感知。"下行"通路的存在可能有助于解释许多医学上的反常案例，从亨利·比彻（Henry Beecher）对第二次世界大战中重伤士兵的著名病例研究（对伤痛全然无觉），到在炽热火炭上跳舞感受不到疼痛也不会受伤的火行者，不一而足。

迄今为止，科学家在绘制疼痛的传导通路以及识别相关化学递质方面的研究进展甚微。如果约翰·休斯所发现的 X 物质是一把调控疼痛的化学钥匙，那么它将开启人们对疼痛本质更深入了解的大门。这些疼痛不仅是身体上的，可能还包括精神上的苦痛。另一方面，既然麻醉剂可以引起欣快感，那么它与大脑产生愉悦的化学密码是不是有什么关联？这些都有着相当诱人的科研前景。然而，休斯要真正取得成功，并让这种化合物应用于临床，他不仅需要完成提取和纯化，还要确定其蛋白质物质的氨基酸组成，而获取蛋白结构式则是终极目标。千里之行，将始于新鲜的动物大脑。

因此，在 1973 年秋季的每个湿冷清晨，在阿伯丁的公共屠宰场里，休斯坐在一堆猪头中间取出其大脑，再把它们打包进自行车车头的板条箱里。这件事非但不带有任何科学光环，而且还不被理解。连他的老板汉斯·科斯特利茨也完全不相信休斯能完成这个过于宏大的任务。然而，"体内吗啡"的想法是科斯特利茨首先提出的，科斯特利茨是这一灵感的源头。

Anatomy of a Scientific Discovery
The Race to Find the Body's Own Morphine

第 2 章

从"脑汤"里寻宝

　　在休斯进院子的时候，汉斯·科斯特利茨那辆破旧的福特安格利亚就已停在了老地方——马里沙尔学院院子里的拱门旁。科斯特利茨现年 71 岁，身材矮小得像个侏儒，他的一只眼睛因童年时遭遇了枪击而近乎失明。他戴着一副厚厚的眼镜，露出一副猫头鹰般的神情，这使他在阿伯丁享有"家长式圣人"的美誉。他视力不佳，但对开车充满热忱，正如他对研究那样，但这对路人来说并不是什么好事。

　　他那辆福特车的车身总会出现一些新的凹痕，当实验室里的人到马尔德鲁姆屋（Muldrum House）或老磨坊（the Old Mill）餐厅去吃饭喝酒时，关于谁来搭乘科斯特利茨的车，大家总要互相"谦让"上一阵子。约翰·休斯半开玩笑地说，他已买了一辆福特科尔蒂纳，这样就不用老是拒绝科斯特利茨的搭车邀请了。

　　作为一位七旬老人，科斯特利茨有着异常充沛的精力。艾伦·诺斯（Alan North）是实验室的电生理学家，也是一名登山爱好者。他与科斯特利茨经常在上班的路上碰上，然后两人比赛看谁先沿着螺旋楼梯跑到三楼的实验室。不管怎样，科斯特利茨总能跟上这位体能更强的年轻人，尽管他需要在自己的办公室里花上几分钟来恢复体力。"努力工作，尽情玩耍"是他的口头禅，"不在实验室度过的一天就是虚度了一天"是他另一句耳熟能详的座右铭。

汉斯·科斯特利茨每天早上 9 点准时上班，很少在傍晚 6 点 30 分之前离开，他似乎把大部分的时间都花在监视员工上。有一次，一位员工记录了科斯特利茨突查实验室的次数：一天竟高达 38 次。

安吉拉·沃特菲尔德（Angela Waterfield）为科斯特利茨做了 10 年的助手，她沉默寡言、身材魁梧，后来嫁给了一位石油工程师，搬去了阿联酋。科斯特利茨每天早上前半部分都在安吉拉·沃特菲尔德那间角楼上的环形小实验室里度过，对她指手画脚。一旦她没有按照自己的指示严格执行，科斯特利茨就会冲她喋喋不休、大发脾气。每个人都记得有几次她流着泪冲进大厅，科斯特利茨在她身后暴跳如雷，怒吼道："这些数据不行！"

科斯特利茨脾气暴躁，他在德国海德堡大学求学时，尽管不把"对教授先生卑躬屈膝"这一日耳曼传统当回事，但他本人却对自己的团队要求严苛，而且他也知道这一点。

每当有新同事加入团队，他都会有言在先："我不会对你客客气气的。"他的确说到做到，这也是他让他的团队成员"不要犯傻"的方式。

然而，对于那些有好奇心、勇气和耐心加入科斯特利茨研究小组的人来说，他们却亲切地称呼科斯特利茨为"教授"，即使他对他们颐指气使，也常能赢得他们的喜爱。"恰恰是他的严谨、认真和专横，激发了一种忠诚感，"一位前实验室工作人员评价道，"来到科斯特利茨实验室的人可能会经历考验和磨难，但最终都会成为科斯特利茨式的人。"

认识科斯特利茨的人从不曾质疑他的智慧。他是一位训练有素的医生，同时精通生理学、神经学和药理学。他曾在海德堡和柏林大学求学，并于1933 年离开德国，这一年恰是希特勒政权巩固时期。作为犹太人，科斯特利茨被柏林慈善医院解雇。他预见未来将有更多磨难，因此他带着母亲、弟弟和未婚妻汉娜，一同前往英国，最后来到苏格兰。"我不得不从头来过，"他提起这段经历时说，"这件事对我的影响过于深远，我用了整整 10 年的时间重获安全感，找回了有家的感觉。"

他在 20 世纪 30 年代所做的关于碳水化合物的化学分解及其与糖尿病关系的研究，为阿根廷科学家贝尔纳多·奥赛（Bernardo Houssay）赢得1947 年的诺贝尔奖提供了关键的证据。科斯特利茨凭借这项极具贡献性的研究获得了阿伯丁大学的博士学位，并为他攒足了声誉，还使他与汉娜得以完婚，那时汉娜已经被移民局重新安置到了格拉斯哥。在接下来的 35 年，她一直陪伴着科斯特利茨，并忍受着他对科学研究的痴迷。

汉娜·科斯特利茨是一个娇小可爱的女人，她的想法和观点大多很传统守旧。然而，对于严肃的科学家这个话题，汉娜却直言不讳地做出了女权主义的回应。"千万不要嫁给有献身精神的科学家，"她对来家里聚会的女孩们如是说，"他已经娶了他的工作，如果我有来生，我绝不会嫁给敬业的科学家。说心里话，我谁都不想嫁！"

20 世纪 40 年代，科斯特利茨的研究转向了膳食蛋白对肝脏组分的影响，本希望这项工作能够帮助解决战争期间严重的粮食短缺问题，但最终证明这项工作并不成功。现在，他的研究兴趣聚焦于探索阿片肽对肠蠕动反射的影响方面。

科斯特利茨是研究豚鼠回肠的肌间神经丛的专家，豚鼠的回肠作为其大肠的一部分，可以将废弃物送入结肠。当回肠在烧杯中溶解和断裂时，分离的组织就像鱼钩上的蠕虫。在电流的刺激下，回肠会痉挛性抽动，使用记录设备可以对抽动进行计数。

科斯特利茨发现，吗啡及其类似物可以抑制痉挛的程度，这与对人体的止痛机制相似。因此，科斯特利茨的豚鼠回肠模型已被业界广泛用作预测新型麻醉药品在临床实践中有效性的工具。

然而，这项研究还不足以让科斯特利茨扬名。事实上，除了英美一小部分严谨的药物研究人员，几乎所有人都认为他与豚鼠回肠长达 20 年的"浪漫史"是个笑话，是开展新世纪研究的倒行逆施。他所任教大学的医学生还给他起了绰号叫"豚鼠先生"。正如一位科学家直截了当地总结的那样，1973 年前后的汉斯·科斯特利茨在科学界仍然是"一位几乎名不见经传的药理学家，在苏格兰一所不知名的医学院做着平庸的研究工作"。科斯特利茨经常反思，人们对自己工作成果的一贯反应是"它们都非常好，但有什么意义呢"。

这一意义最终令人如此震惊，甚至科斯特利茨对他的结论也难以置信，这一点只有他最亲密的同事才知道。20 世纪 60 年代初，也就是休斯开启屠宰场之旅的 10 年前，科斯特利茨就曾预测，吗啡是通过模仿人体内源性的一种化学物质——内源性阿片肽——起作用的。

他观察到，阿片肽似乎在以一种独特的方式产生抑制抽搐的效果。他认为，它们的抑制行为是作用于"突触前"，并且是一种"神经调节"作用——这些化学物质在神经冲动到达细胞的突触末端之前起作用，减缓神经冲动并减少乙酰胆碱的释放，而后者主要负责沿着神经纤维传递痉挛反应的神经递质。这些数据支持了其他科学家所提出的一个有些牵强的想法，即神经细胞上存在吗啡和类似药物结合的特定阿片受体。科斯特利茨本人尽管无法证明这个观点，但他表示强烈的认同。

他确信阿片肽激活了某种受体，于是测试了所有已知的神经递质，看它们是否能像吗啡一样阻止回肠痉挛。结果是它们都不能。科斯特利茨回忆道："找出另外一种递质是其中的关键。"

科斯特利茨的实验室位于马里沙尔学院的地下室，因曾存放供学生解剖的青蛙而得名"青蛙室"。据时任高级研究员的戴维·沃利斯（David Wallis）回忆，尽管"青蛙室"阴暗潮湿，房间里的气氛也相当糟糕，但1963 年那段时间的工作进展还是比较顺利的。当时科斯特利茨开始讨论生物体内含有内源性阿片肽的可能性，这种阿片肽可以减轻活体动物的消化痉挛，就像吗啡在回肠中的作用一样。"我有一种感觉，"沃利斯说，"他已经思考这个问题有一段时间了。"

在戴维·沃利斯看来，科斯特利茨本人简直就是内源性阿片肽存在的活例。他可能会在任何时候，无论是在酒吧、位于阿伯丁库尔茨（Cults）的家中，还是在"青蛙室"，突然开启一个新的科学问题，侃侃而谈。

1963 年的夏天，他对安德鲁·怀利（Andrew Wyllie）也提起了内源性阿片肽的想法。安德鲁·怀利是一名医学生，彼时他正在"青蛙室"内一次次努力地测量着阿片肽对兔子迷走神经的电生理效应，但没有成功，因此怀利认为这个想法十分荒谬。他回忆道："那时我还没达到这个高度，记得我在回家的路上一直在想，'他真是怪人一个'。"

在接下来的几年，关于内源性阿片肽的讨论在"青蛙室"和其他地方断断续续地展开过，但从未跨出科斯特利茨在阿伯丁的小圈子。这当然是一个合乎逻辑的推论，但当时却没有办法完全证明这一点。"如果你在公共场合表明这样的观点，"科斯特利茨说，"你就有出洋相的危险。这可能导致赞助资金上的损失。"他没有写下任何东西，也不鼓励他的同事对这些未经证实的理论做任何记录，以免被外人看到。

戈登·利斯（Gordon Lees）目前是阿伯丁大学药理学系的一名准教授，他最初就是作为研究助理在"青蛙室"协助汉斯·科斯特利茨工作。"这个想法极具推测性，因此除了私密的场合之外，汉斯从来都闭口不谈，"利斯回忆道，"并不是因为他制订了一个寻找这种物质的秘密计划，而是因为他坚决反对公开猜测。虽然内源性化合物的想法可能是真的，但我们不知道该如何去寻找，甚至连开始寻找的证据都不够。在有更确凿的证据之前，这个假说既可以被恣意畅想，也可以被遗忘。"

约翰·休斯不仅拒绝选择遗忘，还开始固执地捣碎大脑以寻找切实证据。

****

科斯特利茨从临床药理学教授的职位上正式退休后，于 1972 年在马里沙尔学院创建了研究成瘾药物的独立实验室。一年后，他在学院南侧翼楼三层的小型实验室里领导着六个人开展工作，约翰·休斯担任该实验室的副主任。

休斯年富力强，科斯特利茨老当益壮，他们的工作关系如同父子，既亲近又带有情绪，对每件事都争论不休。休斯认为科斯特利茨过于谨慎，科斯特利茨认为休斯太过急躁，双方都认为对方古怪。一位亲密的同事评论道："他们绝对不会选择对方当朋友的。"然而，他们的确是朋友。休斯回忆道："我们之间的关系可能一般的旁观者看不出来。"

从四年前休斯加入阿伯丁药理学教研室开始，他们就是一对奇怪的搭档。汉斯·科斯特利茨是一位旧世界的贵族知识分子，他对科学和大学政治的态度都很谨慎，即使其他教员冷落他，他也礼貌待之。在 20 世纪 60 年代，尽管他的资历很高，但他并没有被推举为药理学主席，他也从未公开抱怨过。当时阿伯丁大学还没有授予外籍和犹太人教授职位的先例，所以科斯特利茨在其间的许多年一直在药理学系准教授的中级职位上。那时的约翰·休斯没有任何头衔，就是约翰·休斯。

约翰·休斯则是个简单的人，不会隐藏自己的想法，没有秘密可言。他总是直言不讳，并坚信自己是对的，而且非常愿意让所有人都知道他的观点。虽然他说话完全不带南伦敦口音，但他却是土生土长的伦敦大象堡（Elephant and Castle）[1]人，是一只"厚脸皮的公麻雀"[2]，他为自己赢得了极高的声誉。

休斯在阿伯丁大学工作时他的母亲仍然健在。休斯的父亲生前是一名"卫生检察员"，经营着一家"清洁站"，负责去除被褥、物品和人身上的虱子。他在休斯 15 岁时去世了，这或许是造成休斯与科斯特利茨之间关系时好时坏、非常极端的原因。毫无疑问，休斯的早熟有家庭的原因，他是家里最小的孩子，比他的两个哥哥和三个姐姐年纪小了 10 多岁。休斯的哥哥姐姐们过得都挺好，比如一个姐姐是芬奇利一所女子学校的校长，一个哥哥负责销售医疗设备，而约翰·休斯则具备异乎寻常的天赋。

实验室的所有人都欣赏他的科研能力，从某种程度上来说，他获得这

---

① 大象堡位于伦敦市中心。——译者注

② 麻雀在欧洲人眼中是招人喜爱的小鸟。"厚脸皮的公麻雀"用来形容休斯敢说又可爱。——译者注

种认可源自他在耶鲁大学读研期间所取得的成就。在耶鲁大学，他作为联合作者发表了两篇关于心血管紧张素的制造和释放机制的文章，令人印象深刻。不可否认的是，他朝气蓬勃的性格和雄心勃勃的自信让人耳目一新，这在美国人眼中再正常不过了，但在阿伯丁却是异端，这里的人倾向于展示自己低调、谦虚的一面。

如果他能收敛一些，可能会更受人喜欢。他的一位同事说："说得好听点，他很直率；说得不好听一点，他这人太清高。"

阿伯丁大学绝非是以出成功科学家而闻名之地。学校的教职员工工作都很踏实，值得尊敬。但在休斯看来，他们在工作上并不是非常努力，大都根本没有进行原创性研究，在某些方面就像许多人仍然穿着学术长袍去讲课一样陈旧。他曾不止一次，而且是毫不客气地对一些杰出的资深教员说过"算了，别说了"。而反观科斯特利茨，尽管他在自己的实验室里（私下里）老冲人发火，但在公开场合，他经常扮演忍辱负重的父亲角色，为他的年轻同事开脱。

两人之间的争论通常在早上喝咖啡的时候爆发，这成了其他员工的娱乐节目。争论常常持续到茶歇结束，人们常看到科斯特利茨在三楼走廊上追着休斯激烈地讨论。

"约翰会和所有人争论，"艾伦·诺斯（Alan North）回忆道，"但汉斯也同样不愿妥协。"结果通常是一样的：休斯以一种徒劳无功的姿态结束这场争吵，带着挫败的口吻嘟囔着"真不知道你妻子是怎么忍受你的"，然后缩回自己的实验室。

他们关于脑源性阿片肽的争论已经持续了18个月，比成瘾药物研究小组成立的时间还要长。虽然内源性阿片肽的想法首先浮现在科斯特利茨的脑海里,但考虑到大脑的复杂性和技术的局限,他对休斯是否能分离出这种化学物质存疑。他会倾听休斯的想法,但是通常会否定这些想法,就像他否定其他年轻同事的想法一样,他会说"哦,这个我几年前就想到了",然后用一长串强硬的反对意见将他们击倒,"你知道,约翰,分离出某某物质的概率实在很低,你一定要非常谨慎"。

科斯特利茨在几个月前勉强同意了这个项目,条件是休斯接受任职成瘾药物研究室的副主任。

休斯深知其中的风险,认为科斯特利茨不愿意做新的尝试,他诧异于科斯特利茨最终还是同意了这个项目。项目基金在那年冬末获批,马里沙尔学院也为科斯特利茨分配了新场地,休斯开始做一些初步的预实验。科斯特利茨提出想法,休斯为之倾注精力,对休斯来说,这已经成为他自己的项目。

****

约翰·休斯的实验室是一间破旧的小房间,完全吻合他想象中的恐怖电影版本的马里沙尔学院。沿墙是一排旧木柜,地板上布满过去数千次实验留下的着火痕迹,上面覆盖着蛇形的电线。

这座废弃的翼楼在前一年的夏天被研究室接管时,大家还没有意识到这栋建筑的古董级电路系统需要使用原产自阿伯丁的老式插头。这些插头造于 19 世纪末 20 世纪初,由北方电力公司设计。整个三楼都被一圈接一圈的延长线连接起来,存在很大的危险隐患。任何一根保险丝烧断,都会导致所有设备停电。这不断提醒着休斯,相比他在美国实验室所使用的合乎规范的资源和设备，这里的设施存在局限性。

房间里家具很简陋，简单铺就着陈旧的红地毯，紧挨着门的是休斯的大橡木材质的桌椅和一把访客椅，旁边是冰箱。房间挑高20英尺①，透过四扇敞亮的窗户，阿伯丁市的美景尽收眼底：斯基恩市长官邸的塔楼、图书馆、圣马可教堂以及国王陛下剧院的绿色铜质圆顶，后三座建筑在当地代表着"教育、救赎和诅咒"。

休斯还与弗朗西丝·莱斯利（Frances Leslie）共享了大厅尽头的一间较大的实验室，即使莱斯利在工作台上眉头紧锁，也不能掩盖她是一位娇小迷人的女性的事实，而格雷姆·亨德森（Graeme Henderson）是一位来自格拉斯哥（Glasgow）市的苏格兰年轻人，仍在该研究室攻读博士学位，过去两年都在药理学系休斯手下工作，他是科斯特利茨的年轻门生中头发最长也最具有激进色彩的一个。亨德森在费尽心机地应对休斯的善恶双重人格，这是他眼中的恐怖电影的画面。通往休斯的门是紧闭的，那个小房间和窗外的风景则归休斯独享。

休斯和研究室里唯一的技术员海伦·安德森（Helen Anderson）一同工作，总体而言她对实验室的帮助很大。除此之外，她总会自豪地把她的姐夫挂在嘴边，因为她的姐夫在苏格兰传统的高地赛事——掷棒运动会上曾经掷出了一根电线杆大小的圆木。在去过一次乔治街屠宰场后，她就拒绝再去了，而后她的主职就变成了方案的前期准备和清理工作。虽然这些休斯讨厌的工作被委派给了海伦·安德森，但是从科研的角度来讲，她所做的这些对休斯的帮助非常有限。而像亨德森和莱斯利这样即将毕业的学生

---

① 1英尺≈0.3米。——译者注

也不能被分配到他的项目中来，因为一旦项目失败，他们可能就会面临拿不到的博士学位的风险。

在初始阶段，休斯的设备在技术先进性方面并不占优势：一根钢棒、一个大玻璃罐、一些漏斗、滤纸和各种试管。即便是他实验室里最先进的设备——乔布林旋转式蒸发仪，也只有一个基本而神秘的外观：几个梨形的玻璃瓶由玻璃盘管连接起来，看起来就像帕拉塞尔苏斯（Paracelsus）[①] 使用过的炼金仪器，或者更贴切地说，像几英里外的达夫镇（Dufftown）巴尔维尼城堡（Balvenie Castle）遗址附近的格兰菲迪（Glenfiddich）酿酒厂出来的物件。

自炼金术时代以来，科学家们就亲切地戏称休斯所从事的职业为"砰砰作响和臭气熏天"，而这恰恰是休斯喜欢的。但是，对于习惯了马里沙尔学院南翼那些喜欢安静、平和的人们来说，上午 11 点至下午 1 点却是他们最害怕的时刻。因为在这两个小时里，休斯需要用钢棒把冰冻的猪脑捣碎成冰糊。这是一项艰苦的体力活，休斯干起来却一丝不苟，而且他能从中获得乐趣。他的一位同事回忆说，"整座楼都在颤抖"。这一噪声让休斯楼下的石油地质学教授不堪其扰，他最终用一纸投诉信，永久性地将休斯捣碎大脑的工作驱逐到地下室的男厕里。

休斯将猪脑捣碎后，还要将其溶解并过滤，以获得一小部分脑化学物质，他希望这其中含有他要找寻的物质。他用几公升丙酮做成一份粉碎大脑的"汤"，丙酮是一种有机溶剂，可以溶解脂肪，能完好地将蛋白质和盐分离出来，而这些物质是大脑中最有可能产生阿片肽类神经递质的成分。

---

① 帕拉塞尔苏斯（1493—1541），中世纪德国文艺复兴时期的医生、炼金术师和占星师。通过把医学和炼金术结合并首创了化学药理学，他奠定了医疗化学的基础。——译者注

这一系列"大规模成桶提取"的操作丝毫没有提高休斯的知名度，从休斯实验室飘出的猪脑和丙酮的混合气味（混合着脂肪提取物和航模黏合胶的臭味）甚至连一位经验丰富的同事都觉得"非同寻常"。

休斯靠咖啡和一碗玉米粥能从凌晨4点撑到下午1点，他饿得撑不住时就放下"脑汤"到迈克尔·霍尔小卖部吃午饭。在那里，有一位慈母般的老妇人负责做饭，休斯花不了多少钱就能吃上一顿热腾腾的饭菜。

下午3点左右，他已经将运回来的大脑做成约五公升的"汤"，并开始过滤，直到留下一小堆湿润的灰土样的大脑残余物。休斯将这些残余物溶解在丙酮中，一点一点地滴入旋转式蒸发仪里。蒸发仪的玻璃盘管和玻璃瓶被加压以产生部分真空，这样不仅能确保混合物在极低的温度下免遭破坏，还能让丙酮和其他不需要的物质快速地挥发掉。休斯在凳子上一坐就是几个小时，看着两到三个蒸发仪同时工作，从梨形玻璃瓶底部流出的物质冒着泡流进玻璃盘管中，他嘴里叼着未点燃的烟斗，目不转睛地盯着设备。

"整个过程很棘手，"他说，"你不能放着蒸发器不管，跑出去喝一杯。"如果煮过头了，要提取的物质就挥发掉了；而如果没有加热完全，仪器中的压力就又会使污染物回流到混合物中。依据阿伯丁大学节俭的传统，能买到最便宜的乔布林蒸发仪绝不买贵的，但它们总是坏，有时还会爆炸。

每天操作这一精密且重要的步骤时，实验室内总是格外安静，科斯特利茨经常会在这时冲进来，坐在冰箱旁边的椅子上，提出一些早上喝咖啡时闪现在他脑海中的想法或建议。休斯盯着旋转式蒸发仪，用绝对的沉默回应打扰，就好像科斯特利茨根本就不在那里。四年多来，休斯找到了在科斯特利茨手下工作的自由度，与他事事监管的作风相抗衡。不过，休斯已经很感激了，至少，科斯特利茨没有像对待其他组员一样摆弄他的装备，或者揽着他的肩膀叨个不停。

休斯将抽提出的残留物溶解在乙醚中，并再次过滤，待干燥后采集。最终产物是极少量的黄色蜡状物，闻起来像变了质的黄油。这就是粗提后的 X 物质。整整五升的"脑汤"用了两天时间才转化为几克难闻的物质。休斯将这些物质储存在烧瓶中放进冰箱。然后，他再次返回屠宰场。

从约翰·休斯的实验室看出去，日落在秋季尤显生机，空气中的霜冻使光线变得更加锐利，花岗岩城市闪烁着银光。休斯继续工作，随着夜幕降临，大家逐渐一个个离开，回家或来到附近的柯克盖特酒吧（Kirkgate Bar），三楼实验室的同事们经常去这间酒吧，他们戏称它为"克格勃"（KGB）。

当一天快结束时，科斯特利茨往往会提议去酒吧聚会。这让实验室的新人们备感惊讶，他们还没有习惯像他这样德高望重的人会突然问道："想不想半个小时后去喝点？"在酒吧里，他喝了两杯约半品脱①的麦克尤恩黑啤，然后开车返回位于库尔茨的家。当福特安格利亚驶入阿伯丁郡雾蒙蒙的黑暗乡村时，车身也会随着他头部的前后摆动而微微晃动。

休斯通常在晚上 7 点 30 分再次戴上他的巴拉克拉瓦棉帽，骑上板条车，在寒冷潮湿的路上颠簸着返回他在杜西公园（Duthie Park）附近的家。这些去屠宰场的日子是令休斯兴奋的日子，此时他仍确信自己是世界上唯一一个认真试图分离脑内吗啡的人，至少目前是如此。从当时美国实验室报告的重大进展获悉，其他科学家也已经有了研究这个的想法。休斯不清

---

① 1 英制品脱 ≈0.57 升。——译者注

楚他们到了哪一步，但如此重要的事情肯定会有竞争，而其中一些人可能在几个月内就能完成休斯需要好几年才能完成的工作。

休斯骑得更卖力了。他知道，路上的人不止他一个，比赛开始了。

第 3 章

赛道上的众多选手

20 世纪 70 年代初，早在汉斯·科斯特利茨在马里沙尔学院开设药物研究室或约翰·休斯开始采集猪脑之前，美国的科学家们已经从各个方向聚集在了一起，开展了一场分离内啡肽的国际竞争。加州大学洛杉矶分校在实验室大鼠上的研究表明，一种内部化学机制可能参与了疼痛的调节，而最振奋人心的是斯坦福大学和约翰斯·霍普金斯大学对阿片受体的研究，这个被形容为分子锁孔的受体是位于神经细胞上可以被麻醉剂所激活的蛋白。

最早提出阿片受体存在的想法的是伦敦切尔西学院的药理学教授阿诺德·贝克特（Arnold Beckett），在 20 世纪 50 年代，当时的制药厂生产出数千种吗啡分子变体，试图用于开发"无刺蜜蜂"。分子结构的轻微改变就会导致部分吗啡失效，而另一部分则彻底改变活性。贝克特总结出阿片肽作用各不相同的原因，是因为它们需要"适配"于他所推测的阿片受体上。埃托啡①是其中一种变体，其强度是吗啡的一万倍，是仅用于野生动物的镇静剂，它似乎比任何其他阿片肽都更能精确地适配在受体的锁孔里。而另一种变体纳洛啡，被认为是一种"吗啡拮抗剂"，因为纳洛啡也可以精确地适配在受体上，但它不会激活受体，因此它可以阻断这些靶点，从而部分

---

① 埃托啡（etorphine）又称为羟戊甲吗啡，是一种镇静及镇痛药物。——译者注

逆转阿片肽成瘾在生理和精神上的影响。

如果能找到阿片受体，将开启研究人员理解麻醉药作用机制的第一步，并大大推动后续的研究，比如了解人们为什么会对麻醉药上瘾，它还可能会帮助科学家设计出既能适配受体锁孔又不成瘾的药物。因此，寻找阿片受体本身就是一个有趣的项目，而专精于这个领域的科学家最初对其并不在意和理解，更不像科斯特利茨和休斯那样认为：理论上，体内在正常情况下天然存在着一类化学物质，可以触发这类受体的靶点。不仅如此，光是要去验证阿片受体实际存在于神经细胞上就已经足够困难了。20世纪50年代的技术水平并不能支撑贝克特当时提出的理论。在20年后，来自美国加州斯坦福大学的阿夫拉姆·戈德斯坦才研发出验证贝克特理论的技术。

戈德斯坦管理着一个技术相当先进的实验室，他也许是研究体内阿片肽基本神经机制的美国科学家中最睿智的一位。和他走得近的同事会不加犹豫地补充道："也许是太聪明了。"与戈德斯坦相比，像汉斯·科斯特利茨这样通过分离像豚鼠回肠组织来研究药物作用的科学家真的算是"老派"了。戈德斯坦对高科技深信不疑，并熟悉一系列新方法，他应用放射性示踪剂和超灵敏的检测程序，使得研究人员首次能在分子层面阐明药物如何在体内发挥作用。在评价自己的工作对该领域产生的影响时，他曾毫不避讳道："从一开始我就认为，药理学是一门处于转型期的学科，它正在从回肠等组织制剂的制备转向生化基础。的确如此，我促成了这次变革。"

戈德斯坦不仅相信阿片受体的存在，而且当时他是除了科斯特利茨和休斯以外，唯一相信内源性阿片肽存在的科学家。1972年，他甚至试图通过一系列实验找到它们，但都以失败告终。几乎在同一时间，科斯特利茨和休斯敲定了他们自己的课题研究计划，戈德斯坦善于分析的头脑让阿伯丁的科学家们备感压力。

戈德斯坦身材魁梧，留着林肯式的大胡子。用一位同事的话说，他是"一位文艺复兴时期的人"。他会驾驶飞机，除了著有经典教科书《药物作用原理》（*Principles of Drug Action*），他还撰写了一本关于飞行仪器的权威手册。他的父亲叫拉比·伊斯雷尔·戈德斯坦（Rabbi Israel Goldstein），是布兰迪斯大学的创始人，也是曼哈顿最大的保守派犹太教教会的领袖，在其漫长的职业生涯中，他曾领导过几乎所有主要的犹太组织。阿夫拉姆·戈德斯坦与父亲一样富有魅力，但他并不遵循父亲的传统信仰，他更喜欢科学的真凭实据，而不是精神上的虚无缥缈。高大的身材和络腮胡子给人以阴沉肃穆的印象，再加上争强好胜的个性，勾勒出阿夫拉姆·戈德斯坦在科学界的画像。他信奉两件事：无可辩驳的事实和绝对的胜利。戈德斯坦声称："科学永远是一场竞赛。科学家都是争强好胜的，他们不太看重金钱的回报，而是更追求实现自我价值……"

无论用哪种标准衡量，阿夫拉姆·戈德斯坦的职业生涯都非常成功。他在哈佛医学院获得了医学博士学位；作为斯坦福大学药理学系主任，他当时的年收入接近 70 000 美元；他和同是一位受人尊敬的科学家妻子多拉住在加州湾区帕洛阿尔托（Palo Alto）一个远离市镇的昂贵红杉社区内。但戈德斯坦觉得自己的工作缺乏关联性，他已经成为一名"价格高昂的杂役"。他最终选择将自己的才华奉献给抗击流行病的事业，当时正好有一场流行病袭击了美国西海岸，并像东南亚金三角大量涌入的烈性海洛因一样，势头猛烈地向全美蔓延。

斯坦福大学的国王大道（El Camino Real）对面是帕洛阿尔托的拉美裔聚居区，街角和门口全是打盹的吸毒者。这也为戈德斯坦提供了充分的证据，说明毒品成瘾的问题并不局限于大学的报告厅。他查阅了政府的报告，其中美国公共卫生部官方预估的吸毒人数将从 12.5 万激增到近 75 万，这表明找到有效的治疗手段迫在眉睫。

1968 年，阿夫拉姆·戈德斯坦在加州成立了第一家美沙酮诊所。他想更进一步建立自己的成瘾研究基金会，将实验室研究与实验治疗计划结合起来。他希望尽快在阿片肽领域建立声誉，用努力赢得名和利，并由此踏上了这条道路。据戈德斯坦的一位前同事回忆，他是"带着宗教信仰般的热忱"去做这件事的，受体理论是他的首要目标。

戈德斯坦的研究期望依托于他在 1971 年夏天开发的一种技术精湛的方法，那是一种被称为"研磨结合术"的检测脑汤的技术。当时他在这一领域还是个新人，但这项技术后来成了该领域所有的受体研究工作的基础。

"研磨"的过程包括取出约 100 只雄性小鼠的大脑，放入类似蛋糕搅拌机的机器中，将小鼠大脑匀浆成与奶昔的浓度相当的细胞"汤"。戈德斯坦和他的实验室工作人员利用离心机的不同转速，将小鼠脑组织原液分离成几部分，提取出可能含有受体位点的鼠脑细胞成分。

作为戈德斯坦的尖端技术的关键，高速离心分滤法能分离出仅含有神经末梢部分的大脑组织，而另一部分需要分离出的则是"粉色果冻状"沉淀物，其中包括脑细胞的细胞核和羊皮纸状的"悬浮的"细胞膜层。

"结合"是此技术的另一个步骤，包括使用一种经由放射性标记的阿片肽逐一浸泡前述的脑细胞分离物，再分别测量它们的放射性水平。戈德斯坦推断，只要样本上含有放射性痕迹，就表明这些阿片肽能够与细胞碎片紧密结合，这反过来则证明了阿片受体位点的存在。在实际操作中找到受体位点的存在证据是一个难题，而戈德斯坦想出了绝妙无比的方案。

由于阿片肽容易滞留在脂肪组织和细胞缝隙里，所以在这些位置检测到的放射性标记药物的含量会很高，可能会掩盖实际受体位点的信号，形成"噪音"。为了解决这一难题，戈德斯坦使用了两种截然不同的药物，分别为左啡诺和右啡烷，它们是立体异构体，也就是像手套的左右手一样，它们的化学结构镜像对称。只有左啡诺能够与受体结合，右啡烷则不行。

戈德斯坦在他的"小鼠脑汤"中加入不携带放射性标记的右啡烷，因为他知道右啡烷会以非特异的方式与神经细胞结合。而至关重要的是，右啡烷在与阿片受体位点结合时"如同一把错配的钥匙一样不发挥作用"，以保证受体位点不被占用。然后，他再加入带有放射性的左啡诺，让其在离心机中与脑汤搅拌混合。因此，借助右啡烷排除了其他所有结合的可能，放射性左啡诺会与脑组织中的受体结合，并且只会与受体结合。

尽管戈德斯坦所使用的研磨结合术非常聪明，但实验的结果还是令人失望：只有约 2% 的放射性物质存留于烧杯中。他回忆道："这就像在静态风暴中去捕捉一个非常微弱的短波无线电信号。"虽然这尚不足以证明阿片受体的存在，但是"立体特异性"成为检测它们的试金石，该领域的许多其他研究人员也开始采用戈德斯坦的技术进行探索。

与此同时，戈德斯坦把他的实验又向前推进了一步。由于他推断神经系统中一定存在阿片受体的化学性诱因，因此他尝试了在小鼠大脑中定位内啡肽。不可否认，这称得上是黑暗中进行的一次摸索，即用戈德斯坦发明的抗体来追踪和识别吸毒者尿液中的吗啡。"我们的定位，"戈德斯坦承认，"就像一个孩子走进满是粪肥的谷仓，仅仅是基于他强烈的直觉，他感应到在某个角落一定有一匹小马……"

****

在 1972 年 7 月旧金山国际药理学大会上，胡达·阿基尔（Huda Akil）发表了题为"药理学和人类的未来"（Pharmacology and the Future of Man）的简短演讲。"这些……"阿基尔犹豫了一下，找寻妥当的词语来描述，"杂乱无章的线索意味着什么？"她以这个问题作为结束语。

阿基尔生于叙利亚，说英语时有些断断续续，还带有浓重的口音，她的紧张可以理解，毕竟这是她第一次在科学会议上做报告，再加上听众中还有不少她内心推崇的榜样，比如汉斯·科斯特利茨和阿夫拉姆·戈德斯坦，他们的名字都出现在她刚完成的博士论文脚注中。

在几乎全是男性的聚会上，她是为数不多的女性之一——她年方 23 岁，黑发黑眼，双目炯炯有神，显得格外迷人。她所描述的"杂乱无章的线索"成为大会上最有趣的谜题之一。在 10 分钟的报告中，她详细介绍了一系列由脑部刺激产生镇痛作用的实验，实验是在加州大学洛杉矶分校约翰·利伯斯金德（John Liebeskind）领导的疼痛研究小组内完成的。当用低强度的电流刺激大鼠大脑内一部分中央灰质的核团时，老鼠表现出对疼痛刺激不敏感的反应，这种利用电刺激产生的疼痛缓解的作用与吗啡带来的镇痛作用非常相似。

胡达·阿基尔的导师约翰·利伯斯金德 40 岁出头，是一名未获终身教职的心理学讲师。在加州大学洛杉矶分校工作的 10 多年里，他写了几篇没有引起反响的论文，在学术界所推崇的"不发文，就走人"的年代，他几乎要离开学术界了，这也是他们于 1969 年开展一系列被阿基尔描述为解谜研究的起点。

利伯斯金德的工作最初是为了制造疼痛，而非缓解疼痛。他希望通过刺激大鼠脑中的中央导水管周围灰质（the periaqueductal gray matter，PAG）核团，证明刺激大脑可以像斯金纳式的"足底电刺激"那样产生厌恶性反应，以有效地训练动物执行各种任务。在工作开展的早期，他得到了组内高年级研究生戴维·迈耶（David Mayer）和在读博士生托马斯·沃尔弗利（Thomas Wolfle）的帮助。

沃尔弗利试图训练大鼠跳过一个低障碍物，以避免 PAG 核团受到电刺激。这项操作被证明毫无用处，其原因直到 1969 年 12 月才被揭晓。当时迈耶和沃尔弗利去斯坦福大学参加了一个会议，在会上，美国宇航局艾姆斯研究中心（NASA's Ames Research Center）的科学家戴维·雷诺兹（David Reynolds）放映了一段 16 分钟的影片，影片中对仅通过 PAG 核团电刺激麻醉的大鼠开展腹部手术。雷诺兹在大鼠脑中用于止痛的脑区与加州大学洛杉矶分校研究小组用于产生疼痛的脑区非常接近。

迈耶回去仔细查看了沃尔弗利对受到 PAG 核团刺激大鼠的跳高训练。"当受到电流刺激时，动物有猛烈转头的倾向，"迈耶回忆道，"它们扭转着身体，把头撞在笼子的墙壁上，哪怕脸上都撞出血了，但看起来却毫不在意。这很奇怪，我尝试戳它们，但是它们完全不觉得疼。"

1970 年的春夏之交，迈耶和八个月前来到利伯斯金德实验室的胡达·阿基尔开始深入研究这种刺激所产生的镇痛效果。当电极放置得更加精确时，大鼠就会产生疼痛免疫，而不会出现"转头"的副作用。事实上，动物们看起来一切正常，它们能够对周围环境中的景象和声音做出反应，但对研究人员所施加的掐、戳、电击和灯泡热烤刺激却没有反应。

"这些动物没有'失去知觉'，"利伯斯金德解释说，"我们已经确证并未损坏它们的大脑。它们也没有瘫痪、昏睡或死亡，表现一切正常，除了一点——它们感觉不到疼痛。"

迈耶和阿基尔仔细地标定出激活位点，并于1970年秋天把相关论文投送至《科学》（Science）杂志。"杂志社的回复不温不火，就一句'接收了'，"胡达·阿基尔回忆道，"但利伯斯金德认为，他们可能没能领会重点，说明论文表达得还不够清晰。"1971年，消除了任何含糊不清的论文修订稿发表在了《科学》杂志上。

"我们认为，这意味着有某种物质能够阻断疼痛，"阿基尔解释说，"电刺激不仅在干扰系统和破坏已知的疼痛通路，而且更像开启了一个既有的疼痛阻断系统。"

一篇发表于中国科学年鉴《中国科学》（Scientia Sinica）杂志过刊上的论文，为利伯斯金德研究小组提供了下一条研究线索。1964年，两位中国生物学家邹冈和张昌绍[1]发表了利用新型显微注射技术直接向单个神经细胞注射微量吗啡（比治疗剂量小100万倍）的研究成果。他们发现，该药物仅在大脑中的一小部分神经细胞上起作用。而且奇怪的是，这些吗啡起作用的区域也位于PAG中，与接受电刺激后产生镇痛作用的区域完全一致。"这启发了我，"阿基尔说，"我读了那篇论文，这真是个非常好的实验，它让我开始思考，吗啡的类似物到底能发挥多少作用？"

1971年秋，阿基尔决定研究脑电刺激的麻醉作用，这一作用能让大脑像自带了麻醉剂一样，她想看看用已知的阿片类"拮抗药"纳洛啡能否逆

---

[1] 邹冈教授（1932—1999）是中国科学院院士、神经药理学家，张昌绍教授（1906—1967）为我国药理学奠基人。张昌绍教授为邹冈教授的老师，他们与1964年发表的《有关吗啡镇痛中枢部位》的论文被誉为吗啡作用机理研究的"里程碑"。——译者注

转刺激镇痛效应。

阿基尔对五只 PAG 脑区植入电极的大鼠进行了甩尾测试来研究疼痛反应。甩尾测试是把大鼠的尾巴放在一个小灯泡上，动物通常需要三秒的时间感觉到热，并甩动尾巴离开灯泡。然而，当刺激镇痛效应开启时，大鼠对疼痛的感觉变得迟钝，甩尾动作至少要六秒的时间来做反应，并且测试需要控制在动物被严重烧伤前终止。

纳洛啡会像阻断吗啡那样阻断电刺激所产生的镇痛效果吗？如果能够阻断，就说明吗啡和电刺激产生的镇痛效果是作用于同一个神经系统的。在一只动物进行脑部电刺激的前一晚，阿基尔给它注射了纳洛啡，发现它的脑部电刺激不再影响它的疼痛反应。"我当时想，'噢，不可能，这不是真的'，"阿基尔回忆道，"于是我在另一只动物上做了同一实验，它的反应一样，接着我又做了一只，那天晚上我把所有动物都试了一遍。那真是一个难忘的夜晚，我太激动了。"

然而，胡达·阿基尔仍然不确定自己的实验结果所能产生的影响。在圣诞节前几周与利伯斯金德的一次私下会面中，当利伯斯金德问她的工作是否会在某天大放异彩，阿基尔回答说："会的，但肯定不在我的有生之年。"

1972 年 1 月，利伯斯金德前往巴黎开始一年的公休假期，他让阿基尔用纳洛酮来完成更深入的研究，纳洛酮是一种比纳洛啡纯度更高的阿片受体拮抗剂。他将阿基尔的最终结果投送到了法国科学院的院刊。就在阿基尔去旧金山发表演讲的前一个月，该刊发表了他和阿基尔合著的关于脑电刺激镇痛的论文。

在旧金山，汉斯·科斯特利茨和阿夫拉姆·戈德斯坦以各自的方式审视了这项工作的意义，即纳洛酮可以逆转脑电刺激镇痛的效果，也就是脑电刺激能够令人惊讶地产生吗啡类似物作用。当讨论环节开始时，第一排的一只手举了起来。阿基尔没有认出提问者。

"你怎么能说疼痛停止了呢？"那人问她。

"嗯，你说得没错，我应该说'疼痛反应（停止了）'。"阿基尔答道。她以为这是个措词的问题，毕竟，谁能准确地知道老鼠的感受呢？

提问者再次问道："你怎么能说疼痛停止了？"

阿基尔惊慌失措，结结巴巴地答不上来。提问者跳了起来，对她大喊："你怎么能说疼痛停止了！只有上帝才能结束痛苦！"保安迅速将该男子带出房间，途中他还不停地边踢边喊："下地狱去吧！下地狱去吧！"其他与会者沉默地面面相觑，大家都感到难以置信。直到汉斯·科斯特利茨向阿基尔提出第一个真正的问题时，她才松了一口气，不再紧张了。

科斯特利茨认为她的工作很有趣，他想知道为什么纳洛酮可以逆转这种效应。由于害怕说出一些蠢话，阿基尔给了科斯特利茨一个笼统的答案：吗啡拮抗剂和刺激产生的镇痛效用必然作用于同一个神经系统。阿基尔没有提到电刺激可能会释放阿片类化合物，再被纳洛酮阻断，但是科斯特利茨肯定想到了。事实上，就在几周前，科斯特利茨读了阿基尔和利伯斯金德在法国科学院院刊上发表的关于脑电刺激镇痛的论文，还与约翰·休斯讨论过分离这种化学物质的方法。据称，科斯特利茨向休斯表达过他的担忧，如果利伯斯金德研究小组知道了他们的生化项目的话，他们一定会立即开展这项研究。

在没有透露自己想法的情况下，科斯特利茨在旧金山与阿基尔详谈了一次，以确认她到底知道多少。他很快意识到加州大学洛杉矶分校的研究人员不会成为他们的竞争对手，至少现在不会，他松了一口气。

阿夫拉姆·戈德斯坦也仔细盘问了阿基尔，这让阿基尔开始感到困惑。台下这些受人尊敬的科学家们反应出的焦虑让她印象深刻，她开始意识到自己工作的紧迫性和重要性，在这之前，她对这项工作只有一个非常长远的预期。但当他们开始对她说的话表示兴奋时，她感到紧张：她想知道是哪里出了问题。他们到底在想些什么？

****

在位于巴尔的摩市中心的约翰斯·霍普金斯大学药理学与实验医疗学系一间忙乱的实验室里，所罗门·斯奈德并不亲自动手做实验；相反，作为药理学和精神病学教授的双重身份，他依赖于他所谓的"放大效应"，通过指导一批和他一样聪明、雄心勃勃的优等生来完成研究工作。就算是斯奈德的竞争对手也不得不承认他完成了大量工作，尽管有人会批评他的工作因"急于求成、草率和粗心造成的失误"给毁了。

斯奈德的词汇中充斥着漫画书中的感叹词，像"哗哗""嗖嗖"和"砰"。极度活跃的状态也是他成功的秘诀之一。他年仅 35 岁，似乎只有在家和两个年幼的女儿玩耍或弹吉他时才能让他放松下来。他是一位技艺高超的古典音乐家，早在读医学院时期他就通过教吉他赚外快。然而，所罗门·斯奈德身材单薄、面色发暗，他的浑身能量仿佛是被束缚在体内，只有把他的手脚捆起来，将他五花大绑，他才能在椅子上静坐两分钟。他喜欢迅速把事情做完。

阿夫拉姆·戈德斯坦的聪明大脑有时会把问题复杂化，无视那些简单的办法；而斯奈德和他不一样，他的感觉总是"'砰'！我们来做点非常简单的事情吧"或"用上目前的所有资源"。斯奈德起初对于研究阿片受体并不热衷。

从斯奈德的神经精神病学观点来看，研究阿片肽的药理学家是"二流科学家"，阿片肽本身也没什么真正的魅力。他发表的论文超过100篇，主要是研究精神疾病生化起源的，特别是研究信使化合物多巴胺的作用。因为抗精神病类药物（例如氯丙嗪）已经被证实能够降低多巴胺水平，所以斯奈德和许多其他科学家都相信，多巴胺是开启精神分裂症大门的化学之匙。

他欣然承认，若不是因为联邦政府的"禁毒战争"，他绝不会跟进阿夫拉姆·戈德斯坦的受体工作。据来自越南前线的报道，高达30%的美国士兵染上毒瘾，这比战场伤亡率还要高得多，于是美国政府在1971年6月启动了耗资25亿美元的戒毒计划，这对于阿片肽研究来说是一笔意外之财。

该报告加剧了政府高层的担忧。美国尼克松政府针对毒品问题所采取的措施从形式上的"利用法律手段管制"，转变为总统下令的"向海洛因宣战"行动，发起了一场"全国范围内的强攻"，通过支持美沙酮维持疗法并资助相关的基础研究来打击毒品成瘾问题。

杰罗姆·贾菲（Jerome Jaffe）是芝加哥著名的精神科医生，他应聘来管理美国联邦政府预防药物滥用特别行动办公室（Special Action Office of Drug Abuse Prevention，SAODAP），并担任理查德·尼克松的"禁毒沙皇"。600万美元的研究经费随即到位，其中包括筹建多个国家成瘾研究中心的40万美元研究基金。贾菲是所罗门·斯奈德的密友，与阿夫拉姆·戈德斯坦和汉斯·科斯特利茨都长期保持联系。"我鼓励他们都去申请补助金。"贾菲说。

斯奈德和戈德斯坦分别获得了 40 万美元的中心筹建基金。戈德斯坦获得补助后启动了他自己的成瘾研究基金会。一笔说不上慷慨但仍相当可观的"向海洛因宣战"基金也发给了科斯特利茨的成瘾药物研究实验室，这笔经费还支付了休斯在该项目上的研究费用。

斯奈德回忆道："1971 年，我在戈登会议上听了阿夫拉姆·戈德斯坦关于受体研究的演讲。会上发表的一些研究成果非常复杂。相比之下，戈德斯坦的成果还处于比较初始的阶段，但它给我留下了非常深刻的印象。因此，在杰罗姆·贾菲联系我之后，我在一份绝对会受到资助的基金申请书里补充了关于阿片受体的研究提案。这仍然是一个远期的设想，我并不确定我可以做出什么结果，特别是考虑到戈德斯坦的结果也不太理想。但如果能够拿到这笔钱，那么我认为我们应该考虑去完成这项研究。"

这项基金申请于 1972 年冬天获得批准，所罗门·斯奈德考虑让坎达丝·珀特来负责。六个月来，她一直在斯奈德的实验室研究乙酰胆碱，现在她已经感觉有些厌倦了。

当坎达丝·珀特在 1971 年秋天来到约翰斯·霍普金斯大学时，她就开始到处涂画彩虹，因为她认为彩虹意味着好运。所以，她的实验室工作台上布满了彩虹的图案，她有时还会涂上红、黄、黑和白等各色指甲油装饰脚趾。她那时才 24 岁，种种迹象表明，就像她喜爱的彩虹一样，科学界从未出现过像坎达丝·珀特这样的人。

珀特头发乌黑，身材丰满，自信十足，个性张扬，她无羁的行事风格常常做出一些令人始料未及的冒险行为。据珀特回忆，曾有一位年长的男同事充满怒气地呵斥她是"真正垮掉的一代"。即便是在以斯奈德为首的一群雄心勃勃的年轻人中间，她所散发出的能量也令人不安。

她以优异的成绩毕业于布林莫尔学院 [①] 生物学专业，随后就嫁给了她的心理学导师阿古·珀特（Agu Pert）。阿古是一个长相粗犷的男人，留有牧羊犬般的金发和小胡子，与他的妻子形成了鲜明的对比。他在位于马里兰州贝塞斯达的美国国立卫生研究院做研究，而她在附近巴尔的摩的约翰斯·霍普金斯大学攻读博士学位。那时，他们的第一个孩子埃文刚刚一岁。

1972 年春天，斯奈德把阿片受体项目分配给了珀特，但她当时对受体的了解仅限于阿夫拉姆·戈德斯坦的《药物作用原理》一书。她在来约翰斯·霍普金斯大学前的那个夏天刚读过这本书，当时她正处于一次骑马事故后的恢复期。她说，当时她使用了不少杜冷丁，足以亲身体验到"当阿片受体被抑制时是什么感觉"。

珀特的想象力非常丰富，她以科学幻想的方式去理解情感的化学机制，为此她从一开始就对与斯奈德的合作感到激动万分。她很崇拜他，她说："所罗门很懂大脑化学，他有一个迷宫般的大脑。"斯奈德似乎对珀特有些偏心，即便她犯错也不受责备，这令她的一些同事很气恼。

****

1972 年冬，在胡达·阿基尔发表关于脑电刺激镇痛的激动人心的成果后，约翰·休斯加快了他在阿伯丁的脑内化学物质项目的准备工作，阿

---

① 布林莫尔学院是位于美国宾夕法尼亚州的一所女子学院。——译者注

夫拉姆·戈德斯坦实验室的工作人员们也在努力加速他们的内源性阿片肽项目的进度。他们所不知道的是，在神经科学大楼三楼斯奈德的隔壁邻居佩德罗·夸特雷卡萨斯（Pedro Cuatrecasas）的帮助下，约翰斯·霍普金斯大学已经制订了证明阿片受体存在的实验计划。生于墨西哥的生物化学家夸特雷卡萨斯，是 20 世纪 60 年代末胰岛素结合位点的共同发现者，这使得他成为世界上为数不多能够证明受体存在的科学家之一。他是能被称为"受体专家"最适合的人了。

夸特雷卡萨斯成功的关键是靠多支路过滤机，这是他 1968 年在美国国立卫生研究院（the National Institutes of Health）工作时帮助建造的一个简单设备。这个机器把一个带有盖子的浅钢槽和一个真空泵相连，盖子上装有 45 个小过滤器，每个过滤器的口径约为 25 美分硬币大小。过滤器的另一端是 45 个用于测试组织的小容器，当把这些小容器装上时，整个过滤器就能形成密封的真空环境。这台机器的发明极大地提升了效率，夸特雷卡萨斯在一小时内可以检测比其他科学家更多的样本。即使用上最快的离心机，同样的样本量阿夫拉姆·戈德斯坦也要做上一天。

夸特雷卡萨斯受邀在一次药理学系员工月度会议上做报告，他介绍了"快速过滤"步骤在胰岛素受体上的应用。"那是第一次讨论，"他回忆道，"我当时做了报告，所罗门问'这能用于阿片肽吗'，我大概回复道'有何不可'。那年冬天，坎达丝花了六周时间在我的实验室学习快速过滤技术，并且我与所罗门和坎达丝在我们实验室旁的会议室里开了好几次关于这个项目的答疑会。所罗门是这个项目的主要推手，他非常聪明。他没有明说，但我们都知道阿片受体只是第一步。所罗门有一个缜密的整体规划。"斯奈德认为，如果夸特雷卡萨斯的技术可以应用于阿片肽，那么它就可以用来精确地测量药物和神经递质在什么位置以及如何起作用，其中也包括精神疾病状态下的成分。

最后，约翰斯·霍普金斯大学的方法奏效了。这项定位阿片受体的技术作为戈德斯坦 1971 年实验的简化版本，在 1972 年春秋交替时开发完成：在大鼠、小鼠或豚鼠的大脑中都可以无差别地完成完成脑汤的制作。斯奈德认为，一开始就将大脑分离成细胞组分既没有必要也很低效，他们把所有样本都放入多支路过滤器的储液罐中，样本内的放射性阿片肽在高压下被滤出。坎达丝·珀特称这个组合为她的"神奇鸡尾酒"。

第一次试验是用带有放射性标记的二氢吗啡进行的，这些原料由新英格兰核能公司（位于波士顿的放射性同位素厂家）供应。由于改进了标记的步骤，药物会变得"更热"，因此比戈德斯坦的放射性左啡诺更容易检测到。然而，在 1972 年夏天的整整三个月里，结果都是阴性。为了应对日常的挫败感，珀特把自己想象为"修行禅宗的弓箭手"——她渴望能不费吹灰之力地驾驭挫败感。但持续失败不是所罗门·斯奈德的风格，8 月他把珀特叫到自己的办公室。"我们讨论了是否放弃。"他说。

然而，他们决定再试一次。这次使用的是纳洛酮，它是一种可以对抗吗啡的强效拮抗剂。几年前，汉斯·科斯特利茨已利用豚鼠回肠标本证明，纳洛酮虽然没有麻醉作用，但比起大多数活性阿片肽来说，它能更牢固地与科斯特利茨所推测的受体结合（这也被认为是纳洛酮在临床发挥强大药效的原因，通常使用非常小剂量的纳洛酮就可以在瞬间让吸食过量海洛因的人从昏迷中苏醒过来）。在加州大学洛杉矶分校的实验室里，胡达·阿基尔也在研究纳洛酮。

放射性纳洛酮是新英格兰核能公司为斯奈德团队专门定制的，珀特亲自进行了测试，但结果依然是阴性。这项技术仍似乎无法完成任务，这一次斯奈德让她退出了这个项目。"是出于同情，"珀特回忆道，"他以为我永远都拿不到博士学位了。"

坎达丝·珀特被重新分配去研究乙酰胆碱，9 月初，她不情愿地参加了这个项目的周末会议。但在那三天里，珀特的心还是悬在阿片受体那里，到了周一，她决定再次尝试纳洛酮实验。出于担心，她并没有告诉斯奈德她的计划，她从她丈夫那里"借"了一些非放射性药物，并将其送到波士顿进行标记。她的丈夫也曾在动物实验中使用过这种药物。

9 月 18 日刚好是个周五，坎达丝·珀特最后一次将闪烁晶体倒入过滤后的"热"纳洛酮和"脑汤"样本中，并开启机器让它在周末保持运转。珀特从来没有在周五完成过实验，因为假如结果是阴性，就将会毁了她的周末。

"周一一早，我去统计了结果，"珀特回忆道，"当我把数字抄下来的时候，我简直不敢相信结果竟然如此出色。当我的朋友安·杨（Ann Young）坐在我旁边的办公桌问'怎么样'时，我说'你知道最近的酒吧在哪里吗'。她说'有那么糟糕吗，结果那么差吗，你都要去灌醉自己了'。我说'不，我想买瓶香槟'。"这次实验的结果毫无疑问是阳性的：66% 的放射性阿片肽保持立体特异性，结合在"脑汤"复合体中，这明确地证明了阿片受体的存在。所罗门·斯奈德和坎达丝·珀特取得了巨大的科研进展。

证明受体的存在在当时是一项突破，但与胰岛素和神经递质等天然化学物质的受体不同，阿片肽受体的发现是偶然的，尽管有越来越多的证据表明它们的存在，但这大部分都不是意料之中的成果。由于它们的发现还引发了一系列短期充满挑战但长期引人入胜的问题。随后，在约翰斯·霍普金斯大学实验室内利用各种药物紧锣密鼓进行的后续实验表明，富含阿片受体的细胞可以像科斯特利茨的豚鼠回肠一样用于预测麻醉药品的强度和其他特性。这一发现与其他研究的重要区别是，首次可以不用动物或人类被试，直接在脑细胞上筛选阿片肽。此外，一旦知道触发阿片受体的不同分子反应，甚至可能开发出能够激活阿片肽锁孔的药物，以产生强大的镇痛作用，但却不产生依赖性。斯奈德和珀特的研究引起了全美媒体的关注。

1972 年 12 月，他们向《科学》杂志投送了一篇题为《阿片受体：神经组织中的证据》（*Opiate Receptor: Evidence in Nervous Tissue*）的论文，并在论文刊发的前四天，即 1973 年 3 月 5 日召开了新闻发布会。他们首先考虑把白宫定为宣布发现大脑内吗啡作用位点的合适地点，因为作为总统"禁毒沙皇"的杰罗姆·贾菲的办公室就设在白宫，而且所有相关人员都认为，斯奈德的成功将有助于了解成瘾机制及开发长效的抗毒药品。然而，时任美国总统的理查德·尼克松当时正深陷"水门事件"，最终他们决定仪式在约翰斯·霍普金斯大学的实验室内举行。

倡导资助药物成瘾基础研究的美国国立卫生研究院院长的威廉·邦尼（William Bunney）与杰罗姆·贾菲、所罗门·斯奈德一起组织了这次活动。他们邀请了《巴尔的摩太阳报》（*Baltimore Sun*）、《华盛顿邮报》（*the Washington Post*）和《新闻周刊》（*Newsweek*）的记者和摄影师前来报道。

威廉·邦尼致开场词，他称赞受体的发现是一项"重大进展"，将提高人们对大脑神经化学的科学理解，并有助于开发治疗海洛因成瘾的新疗法。他进一步讲述了科学研究在戒毒斗争中的影响，而后斯奈德和珀特回答了记者们的提问，介绍了他们的发现过程以及这一发现的重大意义。"接下来会发生什么，"斯奈德告诉记者，"谁也说不准。"

次日，"海洛因对大脑的影响之谜已被解开……将有助于寻找解药"成了头条新闻。不过，媒体的报道让斯奈德的一些新晋竞争者感到不满，突然间"二流"的阿片肽领域变得异常令人瞩目。

一位同事说："经所罗门的一番宣传后，大家的工作都进展飞快！"受体位点的发现马上就得到了认可，同时由谁来获得此项殊荣的争论也随即展开。

****

"当珀特和斯奈德的论文发表时，"埃里克·西蒙（Eric Simon）说，"我急得直挠头，我被抢先了。"1973 年，54 岁的西蒙是纽约大学医学院的教授，他长着鹰钩鼻、秃顶，是一位稳重但保守的科研工作者。1965 年，他曾与人合作开展了一项大胆但最终夭折的实验，他们尝试利用放射性纳洛芬（烯丙吗啡）寻找阿片受体。他"厌恶地"放弃了这个项目，然后花了五年时间研究阿片肽对大肠杆菌的影响，希望这些单细胞生物能对像复杂生物的神经细胞那样产生药物反应。

"当我们试图让大肠杆菌对吗啡上瘾时，出现了一些有趣的结果，"他回忆道，"但总的来讲，实验并不是很成功。"

在看过阿夫拉姆·戈德斯坦关于受体的论文后，西蒙重拾了原先在这个课题上的研究工作，并在 1972 年 10 月与长期担任他助理的约瑟夫·希勒（Joseph Hiller）在"研磨结合术"实验中取得了"相当好"的成果，实验使用的放射性埃托啡是比吗啡强一万倍的麻醉药品。他的成果尚未公开发表，但在珀特和斯奈德的论文发表时，他已受邀在 1973 年 4 月于大西洋城举行的生物学会联合会议上展示他的数据。

西蒙认为自己本应该与所罗门·斯奈德一起共享大西洋城这一展示平台的。而继前一个月发表了开创性的报道后，斯奈德一下子吸引了一大群观众来到药理学协会开会的丹尼斯酒店的宴会大厅。在接下来的几年里，两人的关系变得紧张。西蒙认为自己是阿片受体的同时发现者，理应获得同等的赞誉。但斯奈德在这个课题后续的论文中引用西蒙的研究时，只承认西蒙的证据仅仅支持了珀特－斯奈德的发现。

阿夫拉姆·戈德斯坦向同事抱怨斯奈德喜欢抛头露面，但几个月后，他在帕洛阿尔托召开了自己的新闻发布会，宣布他在约两年前就发现了阿片受体，同时引用了斯奈德和西蒙的研究作为支持证据。不过私底下，他不得不承认"我们在比赛中是落后了"。

然而，这场比赛真正的奖品直到现在才明朗：阿片受体的确存在，而且不仅仅存在于啮齿类动物的大脑中。斯奈德和西蒙实验室的进一步实验证明，所有脊椎动物，从原始的盲鳗到人类，体内都存在阿片受体。

但阿片受体真正发挥的作用是什么，在人体中起到什么功能？科斯特利茨10年前曾对此进行过预测，但却对结论三缄其口，而现在在公开场合得到了阿夫拉姆·戈德斯坦的附议，戈德斯坦在演讲中谈到了"奇异的巧合"，即动物和人类的神经系统中都存在接收罂粟汁液的受体。所罗门·斯奈德在新闻发布会上向记者暗示，下一步是确定阿片受体的"正常"功能，因为"大自然将阿片受体放在体内不可能单单只为了与麻醉药相互作用"。

显然，体内已经存在的某些物质产生了与吗啡一致的效果，并以相同的化学"钥匙"的作用来镇痛。正如另一位研究人员所说，必须有这样一种内源性化学物质触发阿片受体系统，"除非大自然不按常理出牌了"。这种物质是什么？它在哪里？它由什么组成？

Anatomy of a Scientific Discovery
The Race to Find the Body's Own Morphine

第 4 章

遭到两次泄密的 X 物质

1973 年春天，当美国人还在为发现阿片受体的荣誉归属争论不休时，在阿伯丁实验室的研究工作正如火如荼地进行着。汉斯·科斯特利茨试图将美国人用来识别受体的技术应用到他在豚鼠回肠的研究中，约翰·休斯也在利用各种溶剂在豚鼠大脑上进行初步实验，试图制定出一种在回肠中找寻脑源性阿片肽提取流程的完善方案。休斯对那些来自国外的消息泰然自若，认为阿夫拉姆·戈德斯坦试图找到一种含有吗啡抗体的化学物质"理所应当"，而珀特和斯奈德对阿片受体的演绎则仅仅是"技术进步"。休斯在忙着打包他的书籍和设备，准备从药理学系搬到哥特式建筑风格的马里沙尔学院，科斯特利茨在那里成立了他自己的成瘾药物研究部门。很快，休斯也会有充裕的时间和空间来全心投入工作。

在等待实验室安装的过程中，休斯享受着最后一段相对正常的家庭时光。对曼迪和他来说，春天意味着要把花园修剪好。漫长的冬天过后，他们都很享受在小房子后面那块毛毯大小的地里劳作的时光，当然前提是别花时间争论谁的农活干得好。休斯在家里和在实验室里几乎一样，"他做事情一根筋。"曼迪回忆道。他们的婚姻争吵不断，但通常以笑声结束。

随着天气转暖，休斯也会拾起绘画的爱好，不过他画得并不咋样。虽然有些事情休斯做得很糟，但他却乐在其中。他打高尔夫就是这样——他是高尔夫球的狂热爱好者，他的志向远远超过了他的能力。当休斯不在柯克盖特酒吧时，他那奇怪的八字脚姿势和笨拙的预备摇摆动作总能成为笑料。跳舞也一样，分不清左右脚的舞步也无法阻止他起舞，五音不全同样无法阻止他唱歌。在夏末的家庭汽车旅行中，为了取悦他的小女儿凯瑟琳，他会一路不停高歌"九个绿色瓶子"，凯瑟琳是世界上唯一能欣赏他表演的人。

在分离和鉴定脑组织中的化学物质方面，休斯也最多只达到了业余爱好者的水平，他主要靠进取心和奉献精神来完成这项即使是最有经验的实验熟手也会畏惧的工作。然而，约翰·休斯在脑化学项目的工作中拼尽全力，在达到完美前绝不止步。

****

休斯和科斯特利茨经过数月关于实验设计的激烈争论后，最终得到一个简单的方案。如果脑源性阿片肽确实存在，那么必须满足以下两个标准。

- 第一个关键测试是，它必须能抑制豚鼠回肠或其他组织的抽动反应。休斯发现，有一些组织对吗啡的反应与豚鼠回肠相同，如小鼠输精管（所有雄性哺乳动物都有），能通过抽动反应将精液从睾丸输送到精囊。
- 第二个关键测试是，这种化合物的作用能被吗啡拮抗剂所逆转，即吗啡拮抗剂（如纳洛酮）可以阻断阿片肽的作用，产生纳洛酮可逆作用。其他有机化合物可能同样能抑制回肠或输精管的抽动反应，但只有阿片肽会被纳洛酮阻断。

1973 年 8 月，约翰·休斯开始用有机溶剂丙酮进行小规模研究，从豚鼠脑内提取能够影响输精管反应的物质。他的冰箱里已储存了不少早期实验的失败样本。到 10 月底，他的助手海伦·安德森负责清理冰箱，休斯在她扔掉那些豚鼠的冻存提取物样本之前，又把它们检查了一遍，发现几个之前是阴性结果的瓶子出现了弱阳性。

休斯冲进大实验室，对着格雷姆·亨德森喊道："来看看这个！快来看！"随后他叫来了汉斯·科斯特利茨，他们踩着一堆电线站在窄小的实验室里，看着输精管样本在记录设备的嗡嗡声中抽动着，记录设备咯咯作响地打印出输精管的活动图。

约翰·休斯缓缓地向水浴锅里滴了几滴豚鼠大脑的提取物，抽动反应减缓了。他又滴了几滴，抽动完全停止了。然后他加入了纳洛酮，抽动又恢复了，虽然微弱但仍可以在图上看到一组小的峰值。亨德森回忆道："这聊胜于无，但约翰异常兴奋。"

休斯后来将这一神奇反应归因于冰箱的初步净化作用。有一些起干扰作用的化合物在储存过程中被降解了，而他的目标活性物质却可以在冰箱里保持稳定。

继珀特和斯奈德的成功之后，科斯特利茨将大部分精力转向受体研究。在其余时间，他一直在对脑源性阿片肽的大小、电荷和成分进行假设性预测。与此同时，他对休斯能否破译化合物的真实结构仍保留怀疑态度，对此他毫不隐瞒，即便休斯已经找到了化合物。

事实上，在实验室成立几周后，科斯特利茨就告诉格雷姆·亨德森："我希望约翰不要太沉迷于此，我们还有更重要的事情要做。"奇迹般的冻存物仍不足以改变他的看法，科斯特利茨的本能反应就是如此，总抱持着极端怀疑的态度。

另一个被持续关注的问题是实验室污染。从科斯特利茨开始做研究起，他的实验室就充满了麻醉药物，他把麻醉药安全地存放在办公室一个巨大的黑色英国米尔纳牌（Milner）防火保险箱中。然而每一天，三楼的实验室都会用到十几种不同种类的阿片类药物，一旦休斯的设备上有百万分之一含量的微量吗啡（或丙酮），就会毁掉所有实验结果。那年秋天，休斯开始采取预防污染的措施，在工作时佩戴手术手套并四处宣传："麻醉药不允许出现在休斯实验室里。"确实，如果休斯所找到的能产生纳洛酮可逆作用的化合物，也就是同事们口中的 X 物质，到头来只是科斯特利茨保险箱里的某种奇特麻醉药，那才是灾难，后果真是不堪设想。

休斯也不禁意识到前方仍存在的许多潜在难题。在休斯得到首个阳性结果的当晚，柯克盖特酒吧无人举杯祝酒。休斯说："这只是个开始，没有值得骄傲的地方。它只是一次无足轻重的观察结果。"

还是这个秋天，休斯去屠宰场的日子开始了。不久，他就能用猪脑复制他在豚鼠大脑中偶然发现的那个微弱的活动。他固执地相信，他所寻找的化学物质就在那些蜡质的、黄色的粗提物中。但 X 物质仅显示出部分的纳洛酮可逆作用，几乎不构成科学证据，更不用说具备了后续推进临床应用的精确化学特征。为了提炼出 X 物质中的活性成分，休斯开启了繁复又挫败的科学淘金之旅。

秋去冬来，在约翰·休斯与格雷姆·亨德森和弗朗西斯·莱斯利共享的大实验室里，与休斯早期"又臭又响"的操作相比，实验室开始呈现出高科技的一面。他的实验台摆满一系列不同尺寸的玻璃柱，从三厘米到一米多不等，周围是成堆的说明书。所有东西都贴着约翰·休斯的名字。

高一些的柱子里是葡聚糖凝胶聚合物颗粒，由数十亿个大小大致相同的微小颗粒组成，它们是一种沙质物，会遇水膨胀，隔夜就成为灰色浆液。20 世纪 50 年代末，瑞典科学家耶尔克·波拉斯 (Jerker Porath) 发现，这些颗粒可以用作"分子筛"，用于分离出混合物中的未知化学物质。这些小颗粒会吸附较轻的分子，然后用压力推着较重的分子移动，让它们缓慢地渗透出去。

当休斯将 X 物质滴入葡聚糖凝胶柱，然后用试管收集从底部流出的液体，首先流出的是最重的分子。样本被送回小实验室，在输精管上进行测试，只有少数的样本能发挥作用。

科斯特利茨曾预测：因为吗啡是小分子，所以 X 物质的基本成分也应该是小分子，葡聚糖凝胶的过滤实验证实了这一猜测。综合考虑休斯使用的葡聚糖凝胶颗粒的大小，以及活性组分到达柱底的时间，休斯猜测他要找的是小分子（不高于 750 道尔顿），但是这个发现与他们所期待的结论相距甚远，因为所有已知的神经递质都重量相仿。他们还需要其他方法来聚焦可能的目标。

休斯开始使用更小的杜邦 Amberlite 离子交换柱，它填充了特殊制备的树脂，可以根据化学成分的电荷更精细地分离粗提取物，依然使用可移动的试管架采集柱底流出的样本。接下来的几周，休斯在输精管上测试了这些样本，因此得出了日渐清晰的重要结论：X 物质离子的负电荷比所知的神经递质更小，更重要的是它比任何已知的药用阿片肽都要小。

焦虑的六周过后，休斯和科斯特利茨确信 X 物质并不是污染物。尽管如此，休斯还是不能确认此物质的作用是否具有生物学活性。如果这种物质并不是脑组织中"天然"存在的物质，那它很有可能是脑死亡后化学分解出的物质，即是实验伪迹，又或是与休斯使用的丙酮结合后所引起的反应。换言之，是一种侥幸。

像多数科研工作一样，这个项目的下一阶段变得严苛且索然无味。到了 1973 年 12 月，休斯感觉到自己离真正的 X 物质越来越近。不幸的是，在一次循例的葡聚糖凝胶或离子交换实验中，他有一半珍稀样品在高科技仪器中丢失了。接下来的日子越来越悲惨，就像天气一样越来越冷，天也亮得越来越晚。当他又一次地骑着自行车沮丧地穿过寒风和黑夜来到"杀戮"小屋，在地下室粉碎大脑，他试图甩掉在脑中回响的声音："约翰，那就是实验伪迹。你究竟在做什么呢？"

****

汉斯·科斯特利茨的一系列非常规的鲁莽操作给刚微微冒头的希望火苗浇了一盆冷水，在休斯看来这几乎无法原谅。事情因所罗门·斯奈德而起。作为阿片肽领域的新人，斯奈德请求经验丰富的科斯特利茨帮助筹划即将在 1974 年 5 月召开的波士顿大会日程。尚不清楚阿伯丁现状的斯奈德，默认会议上关于阿片受体的主题由约翰斯·霍普金斯实验室来展示。然而，科斯特利茨未经休斯允许，擅自决定让斯奈德将 X 物质的发现在波士顿大会上展示。尽管科斯特利茨对未经证实的理论三缄其口，但一旦有了发现，他一点也不担心潜在的对手。在他看来，试图隐瞒新信息是"愚蠢至极的"。

科斯特利茨和斯奈德之前从未见过面，直到 1973 年 12 月在巴尔的摩，科斯特利茨夫妇和斯奈德夫妇共度了几天。尽管精神紧张，斯奈德还是对年长他许多的科斯特利茨展现出的活力感到震撼，他惊叹道："他不用倒时差，几乎没有休息的概念。"在他们抵达的当晚，斯奈特按照往常待客的惯例拿出甜酒，吹嘘道："我喝酒就像是在喝饮料。"所幸，科斯特利茨还自带了一瓶苏格兰格兰杰威士忌。

两人都不记得科斯特利茨是在何时告诉斯奈德这个项目的，在巴尔的摩期间，科斯特利茨曾多次向斯奈德暗示，他年轻的同事约翰·休斯在一个"新领域"刚取得了一些有趣的成果。他告诉斯奈德："我们手上还是有些成果的，但需要严格保密。"斯奈德困惑地听着，将信息记下来以备日后使用。汉娜对斯奈德印象深刻，认为他是"一位善解人意的精神病学家"，但后来她一直没能原谅斯奈德，在她看来，他试图"窃取"这一发现。

回到阿伯丁后，科斯特利茨告诉约翰·休斯即将召开的大会，起初休斯不愿意参加。在他看来，在得到更加确切的结果前不宜参加会议，特别是在考虑到有些美国实验室的不良声誉后。但科斯特利茨不甘保持沉默。

阿伯丁实验室的成果遭到第二次泄密，发生在三个月后的 1974 年 3 月。当时国际麻醉品研究俱乐部（the International Narcotics Research Club）举办的第五次会议在位于墨西哥城以南 50 英里处的科科约克庄园（the Hacienda de Cocoyoc）召开，这个奢华的度假胜地建于 17 世纪的甘蔗庄园上。国际麻醉品研究俱乐部是一个正经的研究阿片肽的组织，科斯特利茨和他的朋友——伦敦帕克－戴维斯制药公司（the Parke-Davis Pharmaceutical Company）的研究主管哈里·科利尔（Harry Collier）在创办过程中发挥了重要作用。

1969 年，该俱乐部在巴塞尔召开了第一次非正式会议，与会者是来参加国际药理学年会的 12 位科学家，科利尔把俱乐部的首次会议称作"雪茄大会"。科利尔回忆说，在巴塞尔唯一一家四星级酒店——欧拉酒店，他的英国雇主精心为 12 位发言人准备了一顿午餐。午餐后，酒店管理人员送来了白兰地和雪茄，几乎所有人都享用了，认为它们是午餐的一部分。然而，这些东西并不是科斯特利茨和科利尔点的，他们不得不额外支付这部分费用。所以，科利尔调侃地把这次会议冠以"雪茄大会"。

尽管有雪茄，但这次会议并没有宣布新的发现，直到两年后的 1971 年，在阿伯丁举行的第二次会议上，戈德斯坦的受体实验才发出了重要进展即将到来的第一个信号。

第二年，在旧金山举行的药理学大会上，戈德斯坦亲自为俱乐部命名，胡达·阿基尔也宣布了她的脑电刺激镇痛的研究成果。戈德斯坦希望这个俱乐部能为一小部分研究阿片肽的科学家们提供"非正式的正式手续"，让他们成为国际麻醉品研究俱乐部的独家成员。他还推选自己为俱乐部的首任秘书长，并起草了一套章程，但不久文件却被他遗失在了一辆公交车上。

俱乐部于 1973 年在北卡罗来纳大学的科研三角园（Research Triangle Park）举行会议时，成员人数已增加到了 50 人，到了 1974 年 3 月在科科约克庄园召开会议时，成员人数又翻倍了。约翰·休斯继续留在阿伯丁工作，科斯特利茨和其他近百名俱乐部成员一起出席了会议。

墨西哥的会议常常被恼人的灾难所打断，好几次会议进程都因停电而中断，庄园管理人员要求俱乐部成员提前支付已有的账单，导致他们中有好几个人付了两次钱。

身材魁梧的悉尼·阿彻（Sydney Archer）是纽约州伦斯勒市（Rensselaer）的斯特林制药（the Sterling Drug）公司的研究部副主任，他很高兴在科科约克庄园能找到九家不同的餐厅以供选择。阿彻在"雪茄大会"上与科斯特利茨成为了朋友，他们都自诩为美食家，自此在所有会议上他们都是同桌。

阿彻拥有 100 多项专利，但他的声誉来自一种药物：2- 二甲基 - 烯丙基 -5,9- 二甲基 -12- 羟基 -6,7- 苯并吗啡，阿彻开玩笑说："连我都念不出来。"药物名为喷他佐辛，商品名镇痛新，在 20 世纪 60 年代末曾被标榜为期盼已久的"无刺蜜蜂"。同时，生产拜耳阿司匹林的斯特林制药公司曾将镇痛新称为"非麻醉性"镇痛药，直至发现吸毒者将其作为海洛因的替代品，因它能产生致幻的副作用。

阿彻本以为这次以阿片受体为核心议题的会议不会有什么惊喜。在第二天午饭后，科斯特利茨让阿彻发誓保密，并向他透露约翰·休斯在猪脑中发现了一种阿片物质，这种物质不仅有效用，而且具备纳洛酮可逆作用。"你还告诉了谁？"阿彻听到这一消息后感到窒息。

科斯特利茨还把这件事告诉了戴维·迈耶。在与加州大学洛杉矶分校的胡达·阿基尔和约翰·利伯斯金德合作了最初的脑电刺激镇痛实验之后，迈耶搬到了弗吉尼亚医学院，与唐纳德·普莱斯（Donald Price）、阿米尔·拉菲（Amir Rafi）和一群无畏的学生一起工作，他们凭着对科学的热爱，自愿进行"实验性疼痛"来完成实验。迈耶通过对学生被试的牙齿施加电刺激，得到每个人的疼痛阈值。

拉菲是麻醉师，同时也是训练有素的针灸师，他会将针灸针轻轻捻入拇指和食指间的合谷穴，使用这项中医的常规操作去抑制牙痛。在针灸治疗后，迈耶再次测量了学生被试的疼痛阈值。在几乎所有的测试个例中，电刺激所激发的被试疼痛反应都消失了。当他给被试注射纳洛酮时，疼痛反应又逐渐恢复了。迈耶在会议上做了演讲，并在其中给出了一些结论，这些结论都指向一个观点，即内源性阿片肽必然以某种方式参与了针灸的镇痛作用。

在他的演讲临近尾声时，礼堂又停电了，周围漆黑一片。"灯重新亮起来后，"迈耶回忆道，"科斯特利茨走过来说，'你不要和别人讲，我们发现了阿片样物质'。"

当最后一场会议接近尾声时，所有人因热带的阳光和前一晚的派对弄得昏昏沉沉，大家努力集中注意力讨论着最后一篇论文。科斯特利茨平静地拿起麦克风，向所有人宣布 X 物质的发现。这是他的得意之作。

"他安静地站起来，"阿夫拉姆·戈德斯坦回忆道，"他说'我要发表一个声明。我有个有趣的结论要告诉大家。约翰·休斯仍留守在阿伯丁，是因为我们已经得到了初步证据，证明猪脑中有一种天然物质，它对小鼠输精管产生了具有类似吗啡的效用，但恕我无法透露更多'。"

悉尼·阿彻不敢相信科斯特利茨会放弃这场比赛。"你在干什么？"他私下问他。科斯特利茨对着阿彻强颜欢笑，但是当约翰·休斯知道这件事时，他却笑不出来了。

休斯比科斯特利茨更患得患失。毕竟，他把全部学术声誉都押在了 X 物质项目上，他的担心部分来自难以与美国人竞争的事实。无论是戈德斯坦或斯奈德的实验室，还是任意一家美国制药公司，他们都拥有完善的资源和设备，一旦知道休斯的发现，他们就可以轻易地复制这个过程甚至超过休斯的研究。

美国和英国的科研风格有着明显区别。英国的研究经费较少但是持续时间长，研究内容历经多年沉淀，如同酿造美酒一般。科斯特利茨的豚鼠回肠项目就是典型的英国科研风格，这个项目设计严谨、预算低且持续时间长久，具备原创性和启发性。如果项目失败，也不会造成太大影响，毕竟英国科学界是一个温馨且互相支持的大家族：所有重要人物彼此认识，像科斯特利茨对回肠的研究这种看似不同寻常的热情，不仅被大家宽容，还得到了鼓励。

美国的科研风格完全谈不上温馨。在美国，即便是最好的朋友也会被当成竞争激烈的对手，这是他们生活方式的一部分。他们的项目虽然经费充足但持续时间短，通常是两年。因此，研究人员挤破头地发表研究结果，否则就没有经费了。不发文，就走人；没有容错率，没有安全网；大科学，大资本。

在这样的背景下，休斯对科斯特利茨在科科约克庄园发表的声明感到愤怒。这件事情非常糟糕，它泄露了不少信息。"科斯特利茨，"他暗自想，"你这个愚蠢的老家伙……"

在科斯特利茨发表声明后，休斯变得更有防备心，对这项工作的占有欲更强了。很多时候，科斯特利茨并不实际掌握项目的细节，如果休斯能自己掌控整个项目，或许就不会再有科科约克声明了。

1974 年 3 月，休斯将 81 微克的 X 物质纯化成粉状白色固体，然而这个剂量放入试管几乎不可见，也不足以开展确认氨基酸结构式的广泛实验。唯一值得安慰的是，以休斯目前的了解，他依然是仅有的纯化出阿片肽物质的人，或者说至少他和科斯特利茨是这样认为的。

****

拉尔斯·特伦纽斯（Lars Terenius）对阿片受体位点研究首先引起了汉斯·科斯特利茨的注意，最早证明阿片受体存在的证据来自特伦纽斯的"研磨结合术"实验。1972年11月6日，也就是珀特和斯奈德的论文送达《科学》杂志办公室的大约一个月前，特伦纽斯向《斯堪的纳维亚森林研究期刊》（通信）栏目投了稿。

尽管特伦纽斯的成果说服力还不够，记录也不充足，还比约翰斯·霍普金斯实验室晚了六个月，但从技术上讲，他依然是第一个证明阿片受体存在的人。此外，特伦纽斯还进行了一项开创性的研究，即找寻促成女性排卵的性激素——雌激素的结合位点。

科斯特利茨的博士后弗朗西斯·莱斯利在复制珀特和斯奈德的步骤中遇到了问题，因此，科斯特利茨邀请特伦纽斯——空间结合位点上最接近成功的"结合者"，来阿伯丁演示他的受体分析技术。1974年冬天，恰逢特伦纽斯待在伦敦度公休假，收到邀请后，他离开伦敦前往阿伯丁，在阿伯丁逗留了两个月。

32岁时，特伦纽斯已经是乌普萨拉大学（the University of Uppsala）的药理学全职教授，这在瑞典学术界是一项了不起的成就，因为在瑞典，这种有声望的职位稀有而紧俏。特伦纽斯是个英俊的男人，有着一双深邃的黑眼睛，最引人注目的是他过早花白的头发。4月底抵达阿伯丁时，安静又敏感的特伦纽斯作为"一个真正的忧郁北欧人"给约翰·休斯留下了深刻的印象，他就是科斯特利茨心目中绅士该有的样子。

在与休斯隔着几扇门的一个小实验室里，特伦纽斯开始进行"受体结合"实验。休斯"在实验室角落"提取猪脑的一幅混乱、臭烘烘的景象是特伦纽斯对这一研究小组的第一印象，但他没有被告知休斯这项不同寻常的工作究竟是在做什么。而休斯对特伦纽斯也一无所知，但得知他的来访目的后，他告诫格雷姆·亨德森和实验室的其他人："什么都别说，守口如瓶。"

与此同时，特伦纽斯也有自己保持缄默的理由。近六个月来，在乌普萨拉，他和助手阿涅塔·瓦尔斯特伦（Agneta Wahlstrom）试图从大鼠的大脑中分离出内源性阿片肽。他的方法基本与休斯所做的大致相同，唯一不同的是他们不是在回肠或输精管测试提取物，而是直接在富含阿片受体的大鼠脑组织中测试提取物。当特伦纽斯到达阿伯丁时，他和瓦尔斯特伦已经提取出了两种类阿片肽粗提物，他们称之为"组分 A"和"组分 B"。组分 A 看起来是一种低分子量的化合物；而组分 B 却过于复杂，无法确认具体成分，但与组分 A 一样，能够抢占放射性阿片肽的受体位点，而且他们的作用都可以被纳洛酮所逆转。特伦纽斯希望能够利用科斯特利茨的豚鼠回肠技术来检验他的结果。

在到达阿伯丁两周后，特伦纽斯和科斯特利茨从马里沙尔学院驱车前往市郊的森林山医院，那里是大学里唯一一个放置荧光检测器的地方。搭乘科斯特利茨开的车就像在冒险，特伦纽斯发现自己一直焦灼地盯着前路。那天阳光明媚，是一年中的第一个暖日，太阳照得阿伯丁的花岗岩建筑闪闪发光。

转暖的天气让特伦纽斯从冬季的恐慌中解脱出来，他向科斯特利茨解释他想学习豚鼠回肠试验的原因。当特伦纽斯开始描述他的两种吗啡类似组分时，汽车突然向前剧烈颠簸，科斯特利茨仿佛是向他扑了过来，两人陷入突如其来的沉默。

"好吧，"科斯特利茨慢悠悠地开口，"我们也在往这个方向努力……"

当天下午晚些时候，特伦纽斯告诉了约翰·休斯他的发现，在接下来的几天里，科斯特利茨和休斯刻意与他们的瑞典客人保持着距离。"我们似乎无法讨论这个问题，"特伦纽斯回忆道，"我们之间的门不得不紧闭着。"

"起初，我不愿告诉他任何事情，"休斯说，"但是在接下来的几天里，我们开始谨慎地相互试探，在走廊里交换一些细碎的信息，然后很快就开始了信息的普遍分享。"

休斯和特伦纽斯对神秘物质的粗略猜测基本一致，但特伦纽斯确实发现了一条新的重要信息。休斯推测 X 物质的超显微结构是由形状与吗啡类似的碳原子环组成；然而，特伦纽斯确信这种化合物是一种肽——一种短链氨基酸。

如果特伦纽斯是正确的，那么一系列能够分解蛋白质和肽的消化酶（肽酶）也会分解 X 物质，使其无法抑制输精管的抽动反应。当该假设被验证时，特伦纽斯解释说："是酶杀死了此物质的活性。"尽管这仍不是毋庸置疑的证据，但这是证明"X 物质是一种肽"的强有力的证据，哪怕对约翰·休斯来说也是如此。

与此同时，科斯特利茨开始在他的办公室黑板上绘制 X 物质结构的理论模型，就像一名科学界的锁匠试图从氨基酸和其他有机化学物质的组合中制造出一把钥匙，将其放入受体的"锁孔"。然而，他的笔头工作在 5 月下旬被打断，因为他和休斯、特伦纽斯要一起到波士顿去汇报他们的成果。

1974 年 5 月，许多曾在科科约克庄园听过科斯特利茨发表出乎意料的声明的科学家，都参加了波士顿神经科学研究计划的会议，并激动地期待着休斯报告他的发现。特伦纽斯也准备了一篇关于内源性阿片肽的论文，但在离开阿伯丁之前，科斯特利茨曾请求特伦纽斯在休斯之后再发表演讲。特伦纽斯出于对比他年长近 40 岁的科斯特利茨的尊重，很快同意了被排到后面，此外，他也同意以"评论员"的身份来评价阿伯丁的研究。

会议地点位于波士顿郊区的牙买加平原社区（Jamaica Plains），是麻省理工学院用作疗养中心的一处庄园。这座常春藤覆盖的豪宅让休斯想到了"大使官邸"，庄园周边围绕着精心修剪的草坪、茂密的树林和悉心维护的花园，他在花园里高兴地发现了多种盛开的杜鹃花。

阿夫拉姆·戈德斯坦、坎达丝·珀特、胡达·阿基尔和戴维·迈耶都出席了会议。一天晚上，会议的组织者所罗门·斯奈德请来自阿伯丁的宾客吃饭，饭后他不小心给车挂上了倒挡，撞上了餐厅的一面墙，而正是这样的驾驶技术让休斯和科斯特利茨感受到了宾至如归。

科斯特利茨是在场的大多数科学家所熟悉的人物，而约翰·休斯尚处于默默无闻的阶段。但随着有关他的发现的消息传出，休斯在第一天早间的会议上就感受到了来自陌生人的压力，他们急切地想知道他在第二天的演讲中要说什么。但休斯拒绝发表任何评论，他解释说，自己生性对表达"反感"。他认为，大家在新关系中都太相互谄媚了，美国人尤为如此。他并不介意别人一开始就对他直呼其名，但令他不快的是紧随而来的装作亲密的短暂友谊。

休斯只在别无选择时才会参加会议。休斯回忆道："我当时带着防备心，对旁人都不信任。在科科约克庄园将成果公之于众的行为是愚蠢的，而且我认为在波士顿开会，即便是粗略地阐述发现也是愚蠢的。坦率地说，我宁愿一场会议都没有。但一旦我答应了要发表演讲，我就不得不把它做好。"如果在科斯特利茨宣布成果后又退缩了，会显得更加愚蠢，如同代表了阿伯丁的科学家撤回了成果。

休斯知道所罗门·斯奈德将负责撰写报告，因为神经科学研究计划的会议记录总是由组织者编辑，这却让他的担忧更甚了。他对整件事都有一种"不安的感觉"。

会议的第一天，按照斯奈德的原定目标，讨论将聚焦于阿夫拉姆·戈德斯坦、埃里克·西蒙、拉尔斯·特伦纽斯等人关于阿片受体的论文。"图谱"是当天讨论的主要新进展内容。坎达丝·珀特和斯奈德实验室的另一位研究人员迈克尔·库哈尔（Michael Kuhar）合作，开发了一种被称为放射自显影的精尖新技术。放射性阿片肽标记的受体簇在显微镜下被放大后，在经过特殊处理的相机胶片上显示为感光颗粒，研究人员因此能够准确地看到阿片受体在脑组织中的具体位置，这是一个了不起的进展。他们的图示结果显示，这些受体分布的大脑区域就是研究人员先前识别为"疼痛通路"的区域，即同一群携带和传递疼痛信息的神经细胞所在的区域，这与胡达·阿基尔和利伯斯金德实验室发现的脑电刺激产生镇痛作用的系统是一致的。

同样令人兴奋的是，珀特的发现表明边缘系统中也存在着高密度的阿片受体。边缘系统作为大脑中的关键部位，被认为介导愉悦和愤怒等情绪，并且与神经递质多巴胺的神经通路相关，而多巴胺系统影响精神分裂症等精神类疾病。

这些数据令人着迷，但全场的焦点无疑是约翰·休斯。当他在第二天的会上发表演讲，他漫不经心地说他会"添乱"，因为他将宣布在神经系统中发现了"吗啡样"的递质，而这使得除阿夫拉姆·戈德斯坦以外的几乎所有与会者都发出讥讽的笑声。就连科斯特利茨也注意到了戈德斯坦展现出"震惊的表情",难道戈德斯坦不相信当时他在科科约克庄园的声明吗?

　　休斯的演讲言简意赅,他特意含糊其辞。他认为,吗啡受体的存在并非偶然,它与天然存在的"类吗啡样"化合物相互作用。他简要地讲述了原因,并引用了神经组织中阿片受体的证明以及吗啡拮抗剂纳洛酮对镇痛刺激产生的逆转效应作为支持证据。他用一张输精管活动记录的幻灯片作为证据,该幻灯片显示了猪脑组织提取物的强大麻醉效应,以及使用小剂量纳洛酮所产生的逆转效应。他描述了丙酮的提取过程,以及他接下来尝试使用玻璃柱过滤提纯化合物的计划。他特别强调,他们已经排除了提取物被污染的可能,此物质与任何已知的麻醉剂都不一样,有可能是一种肽,分子量大致在 300 道尔顿到 700 道尔顿之间。

　　戈德斯坦以提问的方式两次打断休斯,但休斯依然没有详细解释他的提取方法。他觉得,美国人不会放过这样的发现。

　　数年后,胡达·阿基尔回忆休斯在波士顿会议上宣布发现内源性阿片肽的报告,她认为那是个奇迹。"我认为这极不寻常,"她说,"一位科学家何其有幸能目睹所在的领域迎来新时代的那一刻。这有点像在等待日出时,太阳就突然出现了。就像是我们知道它就在那里,也知道它很重要,但没有人能真正掌握它,然而忽然之间,它就降临到你身旁了。我记得当时我脑海中一直回响着'这些日子我永远都不会忘记,因为我可能再也不会经历了'。"

　　在休斯发表声明之后,无论是在正式讨论还是非正式讨论中,戴维·迈耶总会饶有兴趣地大声讨论休斯提出的 X 物质可能在脑电刺激镇痛时释放的想法,以及他推测的中国针灸也是以同样的原理工作的假说。"这一新知识,"他在会议记录中写道,"可能有助于阐明疼痛在神经解剖学和生理学方面的对应物，从而提出缓解疼痛的新方法。"

寻找缓解疼痛的新方法有着显而易见又令人兴奋的前景，坎达丝·珀特的"图谱"研究提出了同样有趣的可能性，即 X 物质可能对精神疾病所导致的痛情绪反应有影响。

然而，波士顿会议有一件事不尽如人意，至少对阿伯丁的科学家来说是这样。

在珀特看来，约翰·休斯告诉所有人这个化合物是一个"愚蠢的举动"，因为随之而来的竞争成了实实在在的威胁。"我们知道自己已经有了新发现，"休斯说，"但我们还没有把它完全纯化——这是一个科学问题。就像其他行业一样，科研也是一个非常残酷的行业。很多人都对它感兴趣。"

约翰·休斯尚未通过撰写论文来为自己的发现提出正式声明，他正准备在波士顿会议之后的夏天发表论文，却被英国科学期刊《大脑研究》（*Brain Research*）拒稿了，这使情况变得更加复杂。

休斯收到了一份长达 14 页的匿名审稿人报告，报告首先从进化的角度嘲笑了 X 物质在概念上的合理性。审稿人暗示：痛苦是必要的，甚至是好的，那为何大自然需要提供一种内在机制来减轻痛苦？这篇评论文章还抨击了休斯的许多实验方法和步骤。实验室里流言四起，说阿夫拉姆·戈德斯坦（事实证明，他与审稿人的报告没有任何关系）试图阻止论文的发表，以便率先发表他自己的论文。《大脑研究》的反对意见让休斯论文的发表延迟了数月。

在此期间，发现 X 物质的功劳会随时被他人摘得。

拉尔斯·特伦纽斯是第一个公开表明自己意向的潜在对手。在波士顿会议后的几周后，他曾动情地对休斯强调："我不想和你竞争。"但他也不想在确定 X 物质成分的艰巨任务上合作。"我不想深入研究 X 物质的化学组成，"特伦纽斯后来说道，"我更感兴趣的是它能做什么。"接下来的几个月里，在乌普萨拉，他将精力转移到研究内源性阿片肽的功能上。他认为，如果是研究体内的变化，就不需要确切地知道 X 物质的组成成分。然而，美国实验室的反应却恰恰印证了休斯的担心。

在波士顿声明之后仅仅几天时间，所罗门·斯奈德实验室的研究生加夫利尔·帕斯特纳克（Gavril Pasternak）被分配到一个脑化学项目中。26 岁的帕斯特纳克是一位身材魁梧、留着八字胡的男子，毕业于约翰斯·霍普金斯大学医学院。自 1969 年起，他一直和斯奈德一起工作，在继去年坎达丝·珀特的成功后，他被分配到阿片受体项目中。帕斯特纳克不希望大家认为他是"坎达丝·珀特的研究生"，做事不急不躁、有条不紊的帕斯特纳克和他耀眼的同事很快展开了同僚之争。斯奈德发现自己需要经常调解两人之间的冷战，因此，他希望这个新任务能平息帕斯特纳克心中的不满。

在波士顿会议之前，帕斯特纳克已经利用开放式实验的方式检测了多种酶，看它们能否将受体分解成独立的化学成分。作为他口中"精心设计，但可能一事无成"的项目，在经过几个月的艰苦努力后，他得出了一个有趣的结论：阿片肽能够在其受体上激活不止一个位点，甚至这些位点可能诱发不同的活性，他称之为"高亲和力和低亲和力结合位点"。

在研究酶的过程中，帕斯特纳克还获取到了证明内源性阿片肽存在的间接证据，因此在波士顿会议之后，他有理由相信 X 物质不是属于休斯和科斯特利茨的专有财产。

帕斯特纳克回忆说，在休斯发表声明后的一周，他和斯奈德见面，得知关于酶的研究将被搁置，他将被分配到分离 X 物质的项目中。坎达丝·珀特记得，在波士顿会议后，斯奈德告诉实验室的同事们："现在真的该我们出手了。"然而根据帕斯特纳克的描述，与阿伯丁实验室的竞赛起步非常缓慢。波士顿会议后的几个月里，斯奈德只把任务交给了他一个人，让他尽最大的努力完成工作。

"斯奈德不是一个咋咋呼呼的人，他总是很低调，"帕斯特纳克回忆道，"但是，如果你有事情搞不定，而又不告诉他，他是不会善罢甘休的。如果实验没有结果，自然没什么可说的，但你最好告诉他，你正在努力尝试。"帕斯特纳克有时觉得自己像一个被遗忘的人。斯奈德似乎只是满足于在发现内源性鸦片制剂的道路上奔跑。

原因主要与斯奈德的神经精神病研究的优先级有关。安·杨利用她的朋友坎达丝·珀特在阿片受体上使用过的快速过滤法，识别出了神经递质多巴胺的受体，这成为精神疾病研究中的重要突破。因为多巴胺受体是氯丙嗪和氟哌啶醇等药物的结合位点，而这些药物正广泛地应用于治疗精神分裂症患者中，并获得了成功。帕斯特纳克声称："比起阿片肽来说，多巴胺更像是所罗门的东西。多巴胺是所罗门的初恋，是他的最爱，因为多巴胺被认为是研究精神分裂症的关键。于是所罗门很长一段时间都没有找我聊工作。"

帕斯特纳克开始着手提取 X 物质，他从附近的屠宰场获取到了小牛的大脑，一次能拿到好几个。帕斯特纳克因为休斯在波士顿会议上提供的线索，锁定了 X 物质的大小和特征，这使得他能利用简化的方法得到与休斯一样的内源性阿片肽，他开始称这种物质为吗啡样因子。他简单地将牛脑在沸水中加热，让大分子的蛋白质分解，然后将剩余液体放入超高速离心机旋转，沉淀出中等大小的蛋白质后，余下的上清液就只含有包含 X 物质的低分子量化合物。

他将上清液干燥成白色粉末，使用坎达丝·珀特的技术进行测试，检验它是否会与放射性阿片肽在富含受体的脑组织中竞争受体位点。受体结合是约翰斯·霍普金斯大学医学院的特色技术，的确有着很高的独创性，然而休斯的输精管验证实验却可以更直观地检测阿片活性。

到了 1974 年 7 月下旬，帕斯特纳克终于获得了一部分有活性的样品，并投入了整个夏天进行图谱定位研究，以观察吗啡样因子在不同动物大脑中是否能有类似的功能来激活受体。他和其他研究这一问题的科学家一样，他们并不是和孤立的化学物质打交道，他发现样品能够完全精确一致地进行"图谱定位"，确认了体内存在着阿片样化学物质和阿片受体的系统。

帕斯特纳克开始在实验室熬夜工作，一刻不停地跑化学层析柱，试图加快他的工作进度。但直到 1974 年的圣诞节，他在纯化吗啡样因子项目上的进展甚微。帕斯特纳克承认："我不是一个生物化学家，我做得不太顺利。"实验得到了阳性结果，但并不足以破解吗啡样因子的成分。

****

在帕洛阿尔托，成立阿夫拉姆·戈德斯坦成瘾研究基金会（Avram Goldstein's Addiction Research Foundation）的计划在休斯发表声明的时候就已经接近尾声。戈德斯坦从药物滥用委员会（the Drug Abuse Council）筹集了 50 万美元的经费，又从美国联邦政府预防药物滥用特别行动办公室筹措到了 40 万美元。到了 1975 年春天，在斯坦福医学院园区设立基金会的计划落空后，他正为使用一栋校外的大楼讨价还价，这栋大楼位于韦尔奇路，那里已经开了一家美沙酮诊所。

从伦敦移居来的布莱恩·考克斯（Brian Cox），留着范·戴克（Van Dyck）式的胡子。他被任命为基金会的实验室主任，和戈德斯坦已共事了一年半。据考克斯回忆，当休斯宣布他的发现时，戈德斯坦很快就意识到，原先作为实验室"主要任务"的项目是一个"糟糕的选择"。

在 1971 年，戈德斯坦完成了初期的受体研究后，他发现放大受体信号并消除"背景噪声"的最佳方法是纯化具有"立体特异性"的物质，他把这一技术称为"立体专一性"结合技术。他要求实验室的工作人员完成一项艰巨的任务：使用化学的方法从脑细胞中分离出独立的受体，即在细胞中实际负责结合阿片物质的蛋白质片段。

考克斯和来自德国马克斯·普朗克研究所（the Max Plank Institute）的鲁迪·舒尔茨（Rudy Schultz）一起工作。据考克斯回忆，他们在这个问题上的进展很快，而舒尔茨的妻子卡琳自 1972 年接手这项工作，她使用抗体来识别内源性阿片肽。考克斯说："我们当时在尝试识别出受体，但在科科约克会议之后，情况开始不一样了。"戈德斯坦在找寻受体的竞赛中失败了，这个竞赛由他发起和推动，并用自己的立体特异性理论确认了受体的存在，他不喜欢失败。

戈德斯坦从科科约克回来，对科斯特利茨没有告诉他更多细节感到愤怒，但更愤怒的是自己竟然掉队了。他对休斯在波士顿会议上所提出的关于内源性阿片剂的想法既惊叹又羡慕。

戈德斯坦实验室的研究员肯特·奥尔芬（Kent Orphein）一直在对豚鼠回肠进行生物测定。波士顿会议后，戈德斯坦对奥尔芬的任务做出调整。戈德斯坦认为，从大脑中提取内源性阿片肽的过程过于繁琐，因此他指引奥尔芬在现有的多肽和脑提取物中寻找阿片活性，特别是源于脑垂体的提取物。脑垂体是大脑中一个豌豆大小的器官，位于口腔顶部上方，它控制着许多重要的身体功能，比如呼吸、心跳、生长和生殖行为等，通常被称为身体的"主腺体"。在一位研究人员眼中，观察脑垂体的作用与"典型的阿夫拉姆·戈德斯坦作风"正好相反，但戈德斯坦解释道，即使休斯和科斯特利茨先识别出化合物，他的团队也可能在不同脑区发现类似物。奥尔芬从第一种粗提物开始，开启了他筛选数千种粗提物的缓慢工作。

1974 年 10 月，成瘾研究基金会正式落成，它坐落在斯坦福医学中心附近的韦尔奇路上，是一座被灌木和桉树环绕的两层建筑。在戈德斯坦异想天开的建议下，为了方便信息互通，位于地下的实验室都不关门，每个实验室都刷了可见光谱中的一种颜色，并根据颜色的波长来编号。由于戈德斯坦承担了一系列新的行政职务，他经常不在基金会里，他把时间花在了为了筹集维持基金会运转所需的额外资金而奔波的旅途上。他不在的这段时间，布莱恩·考克斯负责监管各个实验室的研究进展。然而，此时此刻，肯特·奥尔芬的工作依然一无所获。

接着，到 12 月初，一个促肾上腺皮质激素的样品在回肠上呈阳性结果。促肾上腺皮质激素是脑垂体的一种分泌物，可触发肾上腺释放肾上腺素。这个样品仍是一个粗提物，除了促肾上腺皮质激素外还含有其他化学物质，但它的活性令人惊讶，以至于奥尔芬在重复出实验结果前，将这一发现保密了几天。当他把实验结果最终告诉戈德斯坦后，这项结果成了实验室里瞩目的焦点，并很快安排了人手来验证奥尔芬的发现。

当发现提纯的促肾上腺皮质激素样品未能产生类似结果后，戈德斯坦和其他研究人员已经知道，结果显而易见，是粗提物中的另一种成分在发挥作用，于是考克斯安装了过滤柱来尝试分离出活性成分。

另一位来自马克斯·普朗克研究所的访客汉斯约尔格·特舍马赫（Hansjorg Teschemacher）受命从附近圣何塞（San Jose）屠宰场获取的牛垂体中提取这种物质。戈德斯坦的团队终于展开了对约翰·休斯的 X 物质的追逐。

第 5 章

破译内啡肽的密码

那年冬天，X 物质在阿伯丁正式更名为脑啡肽。尽管该化合物明显类似阿片类药物，但汉斯·科斯特利茨不想让它的名字显示出这种脑源性化学物质和已知的麻醉剂有任何相似之处，他故意选择了一个模糊的词语，这个词有"在头部"的意思，而它的成分也令人难以捉摸。

约翰·休斯有两个基本的任务：他必须获取脑啡肽的提纯样本，并且纯化量必须足够大。如此一来，他只能押注在约翰·福瑟吉尔（John Fothergill）和琳达·福瑟吉尔（Linda Fothergill）实验室的技术上，他们夫妇所在的实验室位于生物化学系，就在马里沙尔学院停车场对面。解码脑啡肽的氨基酸成分需要一套他和汉斯·科斯特利茨都不太懂的多肽分析技术，而这正是福瑟吉尔夫妇所擅长的。他们专门研究蛋白质化学，这还是一个相对较新的领域，结合了先进的化学技术与分子建模技术，而分子建模技术曾被弗朗西斯·克里克（Francis Crick）和詹姆斯·沃森（James Watson）用于确定 DNA 的双螺旋结构。

约翰·福瑟吉尔和琳达·福瑟吉尔夫妇都是年轻的教授，他们性格开朗且热情好客。脸蛋胖乎乎的、带有酒窝的琳达·福瑟吉尔是来自美国佛蒙特州的新英格兰人，她将承担分析脑啡肽的主要任务。约翰·福瑟吉尔是苏格兰人，长着一头稀疏的红发，留有红色络腮胡。他们的实验室和休斯实验室一样紧凑而昏暗，但配备了现代化的 X 射线衍射仪和荧光检测器，以及传统的化学分析工具，用于找寻未知物质成分的线索。他们办公室的办公柜上架着类似小行星系统一样的由棒状和球状模具构成的蛋白质模型。他们已经携手破译了许多蛋白质和多肽的结构式，其中一些包含了上百个氨基酸。

在琳达·福瑟吉尔看来，休斯的小分子肽段测序很简单，只要在理想的纯度下获取到足够大的量就可以。但事实上，使用过滤和玻璃柱分离技术，从休斯的猪脑样本中提取和纯化样品非常困难。

约翰·休斯将希望寄托在一台名为高压液相色谱仪的机器上，只需消耗他之前使用的材料的一小部分，就能快速地纯化和检测多肽。这台机器通过将未知化合物的样品加热到气态，然后将气体以高达每平方英寸[①]3000磅的压力通过填充有中性液体的树脂柱来分离未知化合物，这种方法也被称为"高效"液相色谱法。首次将这项技术应用于纯化多肽的是霍夫曼–拉罗氏公司（Hoffman-La Roche）的科学家西德尼·乌登弗兰德（Sidney Udenfriend），他曾开玩笑说，用"高价"描述这台仪器更贴切。在当时，一台全新的商用高压液相色谱仪需约耗资 10 000 美元，远高于实验小组的经济承受范围，于是从上一个夏天起，休斯已经开始自己制作仪器。他从实验室设备目录中零零散散地订购了阻尼器、储气罐、柱子、泵和监视器，并研究了有关高压液相色谱仪的书籍和论文。最后，他组装了一台笨重的仪器，占据了他和格雷姆·亨德森与弗朗西斯·莱斯利共用的大实验室的一整面墙。

---

① 1平方英寸 ≈0.00064平方米。——译者注

"如果休斯热衷'玩具',"艾伦·诺斯指出,"或者是高科技的狂热爱好者,或许可以把这项工作完成得更快些。"休斯花费了三个月的时间才让高压液相色谱仪得以正常工作,但由于管道泄漏,泵总像处在濒临爆炸的边缘,休斯不得不一直对破损处修修补补。尽管休斯尽了自己最大的努力,但纯化的问题还是阻碍了福瑟吉尔夫妇在整个秋季进行全面分析结构式的进程。

随着天气越来越冷,到下午 3 点时天色就开始变暗了。此时,约翰·休斯最乐观的猜测是,美国人紧随其后,而且脚步越来越近了。

实验室内的压力也日益凸显。休斯的压力体现在他对新助理特里·史密斯(Terry Smith)的态度上,史密斯首当其冲地领教了他的暴躁脾气。休斯得到了英国国家研究委员会(National Research Council)资助的一笔为期两年的基金,利用这笔意外之财,休斯聘用了史密斯。史密斯博士毕业于休斯的母校皇家外科医学院(the Royal College of Surgeons),他于 1 月初从伦敦来到了阿伯丁。蓄着胡须的史密斯总是很安静,看起来睡眼惺忪,一副睡眠不足的样子。

史密斯是在 1 月 25 日举行的纪念罗伯特·彭斯(Robert Burns)年度晚宴上被介绍到成瘾药物研究小组的。这个纪念苏格兰最伟大诗人的盛会由阿伯丁大学的药理学学会主办,宴会上有传统的苏格兰肉汤和羊肚——用麦片、洋葱和羊内脏填满羊肚烹制而成,同时海量供应葡萄酒和威士忌,以供客人们饭后兴致勃勃地祝酒,献给在座可爱的女士们,也献给民族诗人的"不朽记忆"。科斯特利茨、亨德森、休斯和诺斯几乎把特里·史密斯灌醉了。史密斯模糊地记得,他们后来还一起跳了舞,汉娜·科斯特利茨还批评了他的胡子。宴会上的欢乐气氛和接下来的数周和数月形成了鲜明的对比。在随后的那段时间里，欢快的气氛就像苏格兰冬日的阳光一样稀少。

"对于一个局外人来说，这是一个不真实的世界，"史密斯回忆道，"我从未在如此紧张的氛围中工作过。"每天刚开始，休斯总会因为实验没有按照他的标准进行而怒气冲冲。他指责史密斯懒惰和邋遢，抱怨他没有认真清洗试管，而休斯自己却完全不清洗。

每天晚上，史密斯会在柯克盖特酒吧向格雷姆·亨德森细数他的一连串烦恼。为了确保休斯不会跟着一起来打扰他们的交谈，而且也不想放纵休斯蹭酒喝的习惯，他们想出了一个晚上单独出去约会的暗号。当休斯在旁边的时候，亨德森会假装不经意地问史密斯："你今晚要去参加'研讨会'吗？"

休斯的压力并不全都来自美国的实验室。一位同事回忆道："其中一部分压力来自汉斯·科斯特利茨。他一直指责约翰·休斯使用高压液相色谱仪消耗了宝贵的材料，而且怀疑他是否有与美国人竞争的能力。"由于科斯特利茨会定期前往美国参加学术会议，其间也能收集到竞争对手实验室的小道消息，由此他常常成为传递坏消息的人。

1975年2月，传来的消息尤其令人忧虑——几个月后，戈德斯坦和斯奈德都计划在国际麻醉品研究俱乐部的春季会议上分头发表各自版本的脑啡肽论文，会议在弗吉尼亚州的艾利酒店举行。1974年春天在波士顿举行的神经科学研究项目的会议论文刚刚发表，但糟糕的是，在休斯开创性的会议报告前面，还有一篇帕斯特纳克关于吗啡样因子的论文，休斯认为由于斯奈德负责编辑这本会议论文集，这就使得约翰斯·霍普金斯大学的成果看似和阿伯丁的发现是同时发表的。为了确立阿伯丁研究成果的领先地位，休斯把自己的论文进行了修订，《大脑研究》杂志也已接纳了此修订稿，但尚未刊发。

休斯一气之下决心在艾利会议召开前破解结构式，他和特里·史密斯穿梭于高压液相色谱仪所在的大实验室和设置输精管的小实验室之间，持续向福瑟吉尔实验室送去看似颇有希望的新样本，但总是无一例外地无功而返——原因都是样本不够纯净。一天又一天，休斯试图从他的高压液相色谱仪中弄出更好的结果，但总是事与愿违。

****

如何获取足够量的脑啡肽是那年冬天休斯面临的一个主要问题。即使有特里·史密斯在屠宰场协助收集大脑，供应量也始终跟不上他们的需求。另一种选择是向商业化的药品厂家寻求帮助，但休斯有理由对这一计划表示怀疑。去年夏天，他与总部位于伦敦的博勒斯惠康制药公司（Burroughs Wellcome Pharmaceutical Company）达成一项协议，以优先获取 X 物质的结构式信息换取了大量的猪脑提取物。休斯透露，因他被要求推迟发表成果，以便博勒斯惠康公司有时间专门研究这些信息，这笔交易就告吹了。

幸运的是，科斯特利茨没有受到这种约束。2 月初，他向位于英国赫尔市的瑞基特 – 戈尔曼药业（Reckitt and Colman Drug Company）的研究总监约翰·刘易斯（John Lewis）提及休斯的多肽研究困境。巴里·摩根（Barry Morgan）是当时瑞基特 – 戈尔曼药业的一名医药化学家，也是多肽领域的专家。据他的回忆，刘易斯立刻被与阿伯丁合作的前景所吸引："刘易斯自然认为这可能是止痛治疗的一个巨大突破口，此发现将快速迭代出新疗法，成为令人瞩目的控制疼痛的新方向。"于是一周后，业余时间还担任摇滚吉他手的摩根，在赫尔至阿伯丁的夜班火车上时睡时醒，奔赴与约翰·休斯约好的晨会。

"我一眼就看出，"摩根回忆道，"约翰不是个随遇而安的人。他付出了很多，但需要帮助，而且他对竞赛感到担忧。"

摩根的态度在阴郁的冬日里给阿伯丁实验室带来了乐观的气氛。他告诉休斯，使用瑞基特–戈尔曼药业的设备，摩根可以轻松地为他们供给大脑提取物，数量是休斯之前自己处理的 10 倍。只要他们通力合作就有可能完成项目。

接下来的两周，两人确认了一份非正式的"为了获取猪脑而信息共享"的合作协议。休斯可以在他认为合适的时候自由发表成果，但是假如休斯的化合物是非成瘾的止痛药，瑞基特–戈尔曼药业将比其他公司更早得到这个成果；如果休斯的成功是基于瑞基特–戈尔曼药业提供的帮助，瑞基特–戈尔曼药业将获得专利分成。摩根在他 2 月 27 日的日志中写道："原则上同意在赫尔生产 100 千克的脑提取物。我注意到事情迫在眉睫，因为两个潜在竞争小组将于 5 月在美国的会议上发表关于'配体'（内源性阿片肽）的论文。戈德斯坦拟于论文中描述此配体的分离过程。"

到了 3 月中旬，休斯终于用高压液相色谱仪得到了纯度较高的脑啡肽样品。据琳达·福瑟吉尔回忆，这次的样品"只是勉强合格"。猪脑的供应是当前最紧迫的问题，因此，休斯飞往赫尔视察摩根的工作。

按照制药公司的标准，摩根的实验室并不大，但它拥有 50 加仑 ① 的混

---

① 1 加仑 ≈4.55 升。——译者注

合桶用于储存提纯物，以及同样巨大的旋转蒸发器，比起休斯在阿伯丁的设备似乎是很值得夸耀的。然而，合作在一开始并不顺畅。第一批提取物根本无法使用，第二批则让休斯跑遍了马里沙尔学院三楼，声称发现了一种新的脑啡肽——后来被证实是瑞基特－戈尔曼药业出产的一种强效麻醉药丁丙诺啡，它残留在了巨大的混合桶中。休斯的一位同事打趣道："瑞基特－戈尔曼药业餐厅的芥末里都可能含有丁丙诺啡。"

不过，之后的工作进展顺利。到了 4 月中旬，摩根用火车送来了用 20 升密封罐装着的提取物，让休斯和史密斯终于为琳达·福瑟吉尔制成了第一批可用的脑啡肽样本。

为了大致了解休斯所提供的样本的多肽含量，福瑟吉尔使用了一种称为酸水解的简单方法。首先，把脑啡肽在盐酸中煮沸，让其在无氧的条件下分解；然后，用凝胶色谱柱分离其氨基酸组分。虽然这种方式不能解出氨基酸的序列，但至少能揭示化合物中所存在的氨基酸种类及其含量占比。

"约翰有时一天来送两次样品，"福瑟吉尔回忆道，"他想让我立马就分析，于是几乎就是在门口一直等到结果出来。"

可惜这个过程缓慢且具有破坏性，并不是所有的氨基酸都能存活。到了 4 月，离斯奈德和戈德斯坦拟在艾利会议上发表论文已不到两个月的时间了。

科斯特利茨继续成为悲观谣言的源头，传播美国人的进度如何顺利的消息。据特里·史密斯回忆，大约是 5 月初，就在休斯拖延许久的实验成果终于要浮现的时候，一天下午他和休斯一起在小实验室里工作，汉斯·科斯特利茨走了进来，坐在冰箱旁的椅子上，黑着脸说："约翰，我们还是放弃吧。斯奈德打败我们了。"

"汉斯，你不要相信你听到的。"休斯回应道。

当休斯、科斯特利茨和格雷姆·亨德森于 5 月下旬离开阿伯丁前往艾利酒店参加麻醉品研究俱乐部的会议时，休斯开始有了些底气。琳达·福瑟吉尔正在完成最后的测试，以确定脑啡肽部分氨基酸的结构式。休斯留下了详细的指示：让特里·史密斯继续收集数据，而弗朗西斯·莱斯利在数据收集好后尽快将结果电传给他。

****

尽管约翰斯·霍普金斯大学的所罗门·斯奈德实验室士气高涨，但这并不是因为帕斯特纳克的吗啡样因子有了什么新的突破。斯奈德的个人兴趣仍然聚焦在精神疾病的化学成因上，以至于实验室的首要目的是运用珀特和斯奈德的技术，去发现大脑中的其他受体系统，其中一部分神经递质系统与躁狂症相关，并且其作用被补充到了抗精神病药物的家族中。在同事们的眼中，神经科学大楼三楼的实验室套间俨然成了"受体工厂"。

那个冬天，安·杨完成了一系列实验，证明抗精神病药物氟哌啶醇通过阻断多巴胺受体发挥作用。她与苏珊娜·祖金（Suzanne Zukin）和 S. J. 恩纳（S. J. Enna）一起，就快要识别出近期新发现的神经递质 γ - 氨基丁酸（GABA）的受体，γ - 氨基丁酸被认为对安定药的效果起到至关重要的作用。斯奈德花了整整一个冬天为《科学》杂志撰写了一篇关于药物、神经递质和精神分裂症的长文。

来自以色列魏茨曼科学研究所（Weizmann Institute）的生物化学家拉

比·西曼托夫（Rabi Simantov）评论道："有种新突破接踵而来的感觉。"西曼托夫由于实验的特殊需求，要在凌晨 4 点到实验室查看结果，他经常发现这个时候仍会有一两个人在继续工作。

然而，加夫利尔·帕斯特纳克在吗啡样因子的工作仍在缓慢进行中。他初步确定了一种氨基酸为酪氨酸，如果不是丹尼尔·豪泽（Daniel Hauser）及时加入，这项工作可能会在其他令人兴奋的项目中迷失。豪泽是山德士制药公司（the Sandoz Pharmaceutical Company）的化学家，公司位于 3000 英里外的瑞士巴塞尔。

珀特和斯奈德的受体论文引起了国际制药和化工巨头山德士制药公司的极大关注。山德士制药公司的科学家多年来持续研究麦角的衍生物，麦角是一种生长在谷物上的寄生霉菌。1944 年由艾伯特·霍夫曼（Albert Hofmann）意外发现的强效迷幻剂 LSD-25（作为 20 世纪 60 年代迷幻剂的奠基石），就是在山德士制药公司的麦角研究的基础上发展而来的。同时，许多非精神活性的、在临床上更有效的化合物，如麦角胺（被视为治疗偏头痛的特效药）也参考过麦角的研究。与阿片肽一样，麦角类药物发挥作用的确切机制也笼罩在迷雾中，豪泽和其他山德士制药公司的研究人员一起，兴致勃勃地将约翰斯·霍普金斯大学的阿片受体策略应用到寻找麦角类受体上，希望能利用这种方法找到化合物在哪里起作用，以及为何它们所起的作用如此不同。由此，斯奈德被聘为公司顾问，而安娜·玛丽·克劳斯（Anna Marie Klaus）作为山德士制药公司的一位前途光明的实习化学家，于 1974 年底被派往巴尔的摩学习受体结合技术。

"当安娜·玛丽回来时，她告诉我们斯奈德实验室的人在谈论一种叫'内源性吗啡'的物质。"丹尼尔·豪泽回忆道，他当时 30 岁出头，是山德士制药公司一个小型化学部门的负责人。1975年4月17日，豪泽在给部门主任写的备忘录中讨论了斯奈德实验室关于吗啡样因子的成果，建言它可能对缓解疼痛有着重要意义。但他的备忘录并未引起重视。他又写了一份备忘录，这次是写给山德士制药公司的阿片肽和镇痛药研究负责人迪特马尔·罗默（Dietmar Romer）。罗默的终极目标之一是生产"非吗啡制剂，是一种药效比阿司匹林更好、更强的柜台售卖药品，用于治疗头痛和其他常见疼痛"。这位说话温和的高级研究员冷静地评估了内源性镇痛药的商业前景，并发出了自己的备忘录，建议管理层跟进吗啡样因子的研究。罗默的声誉甚好，因此山德士制药公司直接联系了斯奈德，表示愿意全力支持他的项目。

****

到了4月份，帕洛阿尔托的天气已经足够暖和，阿夫拉姆·戈德斯坦开始为成瘾研究基金会的成员们举办池畔周末聚会。内源性阿片肽成为与会者主要的八卦话题。戈德斯坦的博士后肯特·奥尔芬在经历了数月失败的垂体提取物测试后，终于提取出了一个在豚鼠回肠样本中有活性的促肾上腺皮质激素的粗提物。基金会的实验室主任布莱恩·考克斯和来自德国的访问学者汉斯约尔格·特舍马赫一起正全力以赴地完成纯化任务。现在，在历时三个月后，他们的工作取得了惊人的成果。

实际上，奥尔芬的样品看来似乎含有两种物质，戈德斯坦开始把它们称为垂体阿片肽1型和垂体阿片肽2型。这两种物质的化学特征各异，而且明显与休斯的脑啡肽和斯奈德识别到的吗啡样因子也不相同。垂体阿片肽是一种大分子多肽，它们的分子量在1400道尔顿至3000道尔顿之间。

考克斯还不知道它们的氨基酸组成成分，但这部分原始数据揭示了一个有说服力的新迹象，表明该领域的科学家们很快将不止应对一种化学物质，而是整个相关的内啡肽家族。

戈德斯坦将管理实验室的任务交付给考克斯和特舍马赫，因为他很清楚，自己的干预只会让技术上更熟练的年轻人产生焦虑，于是他把注意力转移到一项大胆的理论研究上，他希望能得出一些同样亮眼的成果。和汉斯·科斯特利茨一样，戈德斯坦已经开始提出理论模型。到了 1975 年 5 月下旬，就在科学家们相聚在艾尔会议之前，他正试图在纸上拼凑多肽的结构，其组分与休斯尚未解码的脑啡肽的重量和电荷相匹配。戈德斯坦和他的儿子约书亚一起工作，约书亚在斯坦福大学读理科，那年春夏两季他在实验室工作了几个月。他们很快便设计出了六种符合脑啡肽标准的理论肽，然后在戈德斯坦的实验室里合成出来，并在回肠上进行了测试。虽然实验都失败了，但是戈德斯坦仍继续全心投入到这个难题的解谜中，期待有可能突然间就能得出正确的答案。

****

国际麻醉品研究俱乐部的第五次会议充分展现了脑源性阿片肽的研究小组之间的较量。在会议开始前几天，在由美国国家科学院（the National Academy of Sciences）在华盛顿主办的药物依赖性问题委员会（the Committee on Problems of Drug Dependence，CPDD）会议的讨论中，关于各个竞争实验室进展的传闻就开始散播开来，大多数竞争实验室的相关人员都出席了会议。

在 5 月 21 日上午召开的药物依赖性问题委员会会议上，加夫利尔·帕斯特纳克概述了约翰斯·霍普金斯大学实验室关于他们发现的内源性阿片肽的最新数据时，大家都有点按耐不住火了。"这个手法不咋样，"一位与会者回忆说，"帕斯特纳克在展示他的材料时给人的感觉，就像阿伯丁的工作还未完成一样。"

帕斯特纳克的报告一结束，科斯特利茨就跳起来大声叫道："让我们把这件事说清楚！"毫无疑问，他要指出谁才是内源性阿片肽最初的发现者。错愕的帕斯特纳克答道："我在论文里给你充分的肯定了。""是的，"科斯特利茨回击道，"但你在演讲中并没有这么说！"

当天下午，科学家们乘大巴抵达艾利酒店，这个酒店位于距华盛顿特区驱车约一小时的弗吉尼亚州，酒店的会展中心被树林环抱，尽管周围的环境宜人，但会议仍然充满着紧张的氛围。近 200 名科学家参加了会议，与会人数的增加可以直接归因于阿片肽领域近期越来越振奋人心的发现。

科斯特利茨、休斯和来自阿伯丁的同事是事件的焦点人物。第一次到访美国的格雷姆·亨德森回忆道："在艾利酒店的会议很棒，我十分兴奋，大家看到阿伯丁来的人都很崇敬。"但约翰·休斯却有种泥足深陷的感觉。

休斯在会议的头天晚上焦急地等待着来自阿伯丁的电报，期待着琳达·福瑟吉尔关于脑啡肽氨基酸的分析报告。缺少这一点，他目前的数据尚不足以表明他确实领先于斯奈德和戈德斯坦。第二天早上电报传来了，几个小时后，休斯愉悦地展示了电报的内容。

"纯化合物的提纯和分析工作现在已经完成，"他大胆地拿起电报宣布，"我刚刚收到了部分组成成分的报告。"目前已知氨基酸有甘氨酸、苯丙氨酸、蛋氨酸和酪氨酸，预估比率为三个甘氨酸、一个苯丙氨酸、一个蛋氨酸、一个酪氨酸（有机化学上简写为 3Gly、1Phe、1Met、1Tyr）。休斯补充道："色氨酸或未知量的色氨酸衍生物也有可能参与其中。"

当休斯宣读他的数据时，坐在观众席上的阿夫拉姆·戈德斯坦摇头表示异议。在戈德斯坦看来，休斯的氨基酸组分"完全搞错了"。戈德斯坦又惊讶又释然，因为休斯花了这么长时间才把组分做出来。

当天上午，戈德斯坦实验室的主任布莱恩·考克斯做了关于"垂体阿片肽"的详细报告，其中强调了戈德斯坦的垂体阿片肽与脑啡肽的之间差异。他们对垂体阿片肽 1 型比对垂体阿片肽 2 型了解更充分：垂体阿片肽 1 型的预估分子量是 1750 道尔顿（约为脑啡肽的 2 倍）；它的强度是脑啡肽的 10 倍；在低剂量下，其对豚鼠回肠抽动反应的抑制作用长达 6 小时。

相比之下，脑啡肽对输精管的作用只持续了大约 3 分钟。休斯将其归因于酶的快速分解，科斯特利茨则在早上会议的尾声引用了这个案例，来解释为什么动物对他们的内源性阿片肽不上瘾。

加夫利尔·帕斯特纳克随后低调地发表了一份关于吗啡样因子的报告，他小心翼翼地将成果的发现归功于休斯和科斯特利茨；关于吗啡样因子的序列，他除了显而易见的氨基酸、酪氨酸之外，没有提及其他任何成分。约翰·休斯开始担心斯奈德及其团队并没有开诚布公地展示他们的结果。

这天会议的尾声，瑞典的拉尔斯·特伦纽斯实验室报告了振奋人心的成果。拉尔斯·特伦纽斯及其助手阿涅塔·瓦尔斯特伦从一组人类慢性疼痛患者的脊椎穿刺样本中发现了一种至今仍未被报道过的吗啡样因子，其含量稳定地低于正常水平。这项来自乌普萨拉的研究成果尤其给解开"内在吗啡"化学谜团的竞赛上紧发条，因为这是首次有确凿的证据表明内啡肽与人类疼痛相关。

1975年，聚集在艾利酒店所有的研究人员都很清楚，他们偶然发现了比预想中更复杂、更令人振奋的东西。随着脑啡肽、垂体阿片肽和吗啡样因子的发现，使得科学家现在能够确认他们所面对的可能是一整个内源性化学物质家族，有可能囊括了广泛的人类疼痛的典型症状。

在会议第三天的午餐时间，由于未能预料的内源性阿片肽发现数量激增，引发了关于其命名的争论。俱乐部的联合创始人哈里·科利尔也在场，他发表自己的见解："科学家们宁愿用他人的牙刷，也不愿用他人的术语。"在这种情况下，纽约大学的受体研究者埃里克·西蒙解决了这个问题，他建议用内啡肽（endorphine）这个词，意思是"体内的吗啡"，泛指所有具有阿片肽特征的脑源性物质。后来，大家去除了此术语最后的字母"e"。一位艾利会议的与会者说："内啡肽（endorphin）是一个比脑啡肽（enkephalin）或垂体阿片肽（POP）都更具有魅力的名字，于是它被沿用了下来。"

科学家总有不按常理出牌的人。休斯和科斯特利茨继续称他们所发现的物质为脑啡肽，戈德斯坦也继续叫垂体阿片肽，斯奈德继续叫吗啡样因子。在竞赛获胜之前，这种化合物的名称与其化学成分一样备受争议。

****

继艾利会议后，琳达·福瑟吉尔增加了脑啡肽项目的工作强度。她已经确认了甘氨酸、苯丙氨酸、蛋氨酸和酪氨酸四种氨基酸。甘氨酸的含量是其他氨基酸的三倍，这表明它在结构式中反复出现，但她仍然怀疑组分列表还不完整，也不知道氨基酸的序列是如何排列的。

在艾利会议后，休斯休了几天假，和艾伦·诺斯一起在美国南部观光。他回到阿伯丁后，琳达·福瑟吉尔开始对多肽进行更加详细的分析。她通过使用丹酰氨基 – 埃德曼降解法，依次标记了多肽中次序上的每个氨基酸，希望能发现脑啡肽结构式中至关重要的氨基酸序列。

丹酰氨基 – 埃德曼降解法是"连点绘图"的科学版本。"丹酰化"的氨基酸会在紫外线灯下发出荧光，利用这些经过化学处理后有特征的物质与已知的氨基酸标准图谱进行比较。琳达·福瑟吉尔刚开始操作了几天，就已经识别出脑啡肽序列中的第一个氨基酸——酪氨酸。

"通过丹酰氨基 – 埃德曼降解法，每天都会得到一个答案，"琳达·福瑟吉尔回忆道，"约翰在数着日子。"序列中的第二和第三个氨基酸都是甘氨酸。苯丙氨酸排在第四。序列依次为酪氨酸 – 甘氨酸 – 甘氨酸 – 苯丙氨酸（Tyr-Gly-Gly-Phe）。

终于他们似乎离结构式更近了，但到了 1975 年的 6 月下旬，也就是艾利会议一个月后，休斯刚过完 33 岁生日，他们的进展停滞了。琳达·福瑟吉尔回忆道："第五种氨基酸看起来像是蛋氨酸，但在一些样品中又显示为亮氨酸。"

起初，琳达·福瑟吉尔认为亮氨酸是一种杂质，休斯大汗淋漓地操作着高压液相色谱仪以尝试过滤掉这种杂质，但他没能成功。福瑟吉尔说："结果总是一样的，亮氨酸总是不断出现，但是数量又太少，所以我们也不知道该如何处理。"因此，他们确信还有其他没有确认的组分。

休斯所设想的结构式可能包含多达 8 种氨基酸，他自己的预测是酪氨酸 – 甘氨酸 – 甘氨酸 – 苯丙氨酸 – 蛋氨酸 – 甘氨酸 – 苯丙酸 – 色氨酸（Tyr-Gly-Gly-Phe-Met-Gly-Phe-Tryp）。色氨酸是序列结尾的一个不错的备选，但休斯和福瑟吉尔都认为脑啡肽可能含有更奇异的东西。她说："这么强效的肽不太可能拥有这么简单的组分。我们正在寻找一种更有趣的东西，可能是某种前所未见的氨基酸。我们猜测是一种修饰过的色氨酸。"

然而，由于她的实验步骤会破坏色氨酸，无论怎么操作，缺失的氨基酸都无法确认。

****

同年 6 月，阿夫拉姆·戈德斯坦让约瑟夫·费希尔（Joseph Fischer）提供了大量促肾上腺皮质激素的粗提物，费希尔负责从 Armour & Company 公司采购数百万份从猪垂体采集的多肽。不像休斯必须到屠宰场采集猪脑，戈德斯坦和他的团队省去了这段单调沉闷的工作。与此同时，戈德斯坦还写信请求促肾上腺皮质激素的发现者李卓皓（Choh Hao Li）为他们提供样本，李卓皓在 1987 年去世前一直作为实验室主任在加州大学旧金山分校的激素研究实验室任职。

作为脑垂体化学的世界领先权威之一，李卓皓有许多著名的发现（他认为人们对激素的存在仍一直存疑，因此更喜欢称他的成果为"发现"），包括：五种主要脑垂体激素中的四种；这些激素具有控制代谢的功能，比如生长和繁殖。李卓皓和其他科学家一起已经编制完成了促肾上腺皮质激素相关物质的氨基酸结构式广泛目录。正是基于这本目录，戈德斯坦和他的同事有机会通过简单的排除法，率先识别出化合物的正确结构。然而，戈德斯坦的计划险些未能如愿。

在李卓皓试图揭示脑垂体的内部运作方式，并对这一身体的"主腺体"分泌的所有重要副产物进行分类时，他发现了一种称为促脂解的激素，这成为他 10 年来标榜的主要成果之一。但他的同事们不太理解这项成果：促脂解激素唯一的疑似功能是"消除脂肪"——将脂肪从贮存脂肪的组织中溶解并运送到肝脏，然后让肝脏最终分解它们。

针对这项工作有一批执着的批评者，其中有一位美国研究人员称促脂解激素是"进化垃圾！"。李卓皓还是坚定地继续研究着这个化合物。到了1970 年，他的团队摸索出了如何合成整个促脂解激素的 91 个氨基酸链。遗憾的是，人工合成一定数量的激素耗资巨大，而且大多数动物自产的激素含量都很低。

为了增加自己实验室提取的促脂解激素的含量，李卓皓将目光转向骆驼的垂体。骆驼精瘦、耐寒、脂肪含量低，他怀疑骆驼精瘦的原因可能就是促脂解激素供应过剩造成的。恰巧在 1972 年，李卓皓的学生瓦利德·奥汉·丹霍（Waleed Ohan Danho）夏天时回到伊拉克老家。"他问要给我带什么特产，"李卓皓回忆道，"我说，'给我带骆驼的腺体'。"丹霍秋天的时候返回旧金山，他的行李里塞了 500 多个骆驼的腺体。

然而这些腺体由于没有被适当地冻存，在从伊拉克运送来的途中发生了化学变化。当李卓皓对它们进行检测时，并没有在其中发现促脂解激素，而是发现了另一种较短的激素片段，其中含有促脂解激素的最后 31 个氨基酸。

为了回应戈德斯坦的请求，李卓皓对自己的库存进行了粗略检查，然后给戈德斯坦寄出了几份与促肾上腺皮质激素相关的提取物，然而这些样品都和戈德斯坦的要求对不上。因为戈德斯坦没有要求提供促脂解激素，而李卓皓也没想到骆驼腺体的激素片段——那个已经完全被识别出序列而且是现成的可接受检验的激素片段，就在几个月后，这两人才意识到这段激素与戈德斯坦所发现的垂体阿片肽 1 型完全吻合。

没有意识到与成果擦肩而过的戈德斯坦，在 1975 年夏末转而投入去合成一种与阿伯丁脑啡肽相同的合成肽。根据他自己的计算结果以及休斯在艾利会议发表的新信息，戈德斯坦提出了酪氨酸 – 甘氨酸 – 甘氨酸 – 赖氨酸 – 蛋氨酸（Tyr-Gly-Gly-Lys-Met）的结构式。

他们完成了多肽的合成并进行了测试。合成肽能让豚鼠回肠有反应，但反应强度只有脑啡肽的百分之一。戈德斯坦承认："结果不对，但也没错太多。"

****

也是在 6 月，加夫利尔·帕斯特纳克在约翰斯·霍普金斯大学完成了博士学位，在纽约的斯隆 – 凯特琳研究所（the Sloan-Kettering Institute）找到了与研究相关的职位，他把吗啡样因子项目移交给了身材魁梧却谢顶的以色列生物化学家拉比·西曼托夫，而西曼托夫花了一整个夏天努力想搞清楚吗啡样因子的氨基酸组分。西曼托夫比帕斯特纳克更高效、更熟练，也更积极。由于有了山德士制药公司的支持，加上休斯的工作没有明显进展，提起了斯奈德对项目的兴趣，但由于进度远比阿伯丁实验室落后，如果想迎头赶上，他们需要付出更多努力。"我们明白，我们正处在同一赛道上。"西曼托夫说道。

在 9 月初，西曼托夫和斯奈德飞往巴塞尔，到山德士制药公司与丹尼尔·豪泽和迪特·罗默开会，讨论扩大他们的业务规模。西曼托夫在山德士制药公司多待了一周，向公司里一名叫弗朗西斯·卡迪诺克斯（Francis Cardineux）的年轻化学家演示他的提取方法，之后将由卡迪诺克斯来负责完成这项准备步骤。这项实验唯一的需求是提取未经加工的大脑，而且需求量非常大，只有对这些脑组织进行高效的提取，才能快速获得蛋白结构式。

在阿伯丁实验室里，转折点出现在 1975 年的夏天，一位来访的剑桥大学研究员霍华德·莫里斯（Howard Morris）的对实验进程产生了积极的影响。莫里斯与约翰·休斯的第一次决定性会面发生在 1974 年的 2 月，当时休斯应剑桥大学医学院神经化学药理学部主任莱斯利·艾弗森（Leslie Iverson）的邀请，在剑桥大学做了一场关于脑啡肽的讲座。

霍华德·莫里斯当时年仅 29 岁，他个子很高，留着大胡子，性格外向，业余时间喜欢在英格兰湖区进行徒步旅行。他听说休斯发现了一种新的物质，但在识别结构时遇到了困难。莫里斯认为，这可能是一个能够运用质谱技术的不错的课题，而他自己具备完善的质谱分析技术，能够对蛋白质和多肽进行结构解析和微量定量。

质谱法的工作原理是用电子轰击未知物质，直到分解成带电原子。这些离子片段以每小时 20 万英里的速度加速流经"分析仪"，质谱设备本质上是一个电磁棱镜，它根据片段的重量和电荷将其分离。当每个片段离开机器时，一束紫外线光束在移动的相纸上蚀刻出波峰和波谷的记录。这些波峰和波谷构成的图案形成了一个独特的信号，这就是由原子组成的物质质量的频谱图，莫里斯喜欢将其称之为"指纹"。莫里斯这类研究人员还可以将原子数据转化成化学式（他们是这么说的）。然而，约翰·休斯却不太相信。

休斯在剑桥大学讲座时提到，他认为脑啡肽中可能含有一种奇特的氨基酸，可能是一种经过修饰的色氨酸。莫里斯对这个问题非常感兴趣。两年前，他用质谱仪发现了一种新的氨基酸——γ-羧基谷氨酸，它是血液中负责凝血的凝血酶原的主要成分。

讲座结束后，莫里斯问休斯是否考虑过对脑啡肽进行质谱分析。然而，由于前几个月休斯曾在阿伯丁尝试进行过的质谱测试，因此质谱留给他的印象是"一场灾难，简直是一团糟，是对宝贵材料的浪费"。休斯用他典型的莽撞态度回应了莫里斯："哦，是的，我们已经做过了，但它没有用。"

休斯也不是唯一一个不相信质谱法的人。霍华德·莫里斯自己曾说过，这种极度精确也极为棘手的方法最好是叫"大规模推测法"。与琳达·福瑟吉尔采用的更加传统的蛋白质分析技术不同，质谱法对于结果的诠释并没有成文的指南。也就是说，一切都在质量推测者的范围内。

然而，由于传统方法依赖于既定的参考图，很难匹配或解释出不寻常或未知的氨基酸。莫里斯观察到，当传统化学家遇到一些怪异的分子时，"它让每个人都感到恶心"。站在他的角度上看，阿伯丁实验室遇到的正是这样的问题。

解开质谱的含义可能还需要数年的时间，但质谱不会说谎，莫里斯很骄傲自己能够在不到一个小时内解读绝大多数的质谱信号。他是这项新技术坚定不移的倡导者，他相信自己，也相信他的设备，即使约翰·休斯对此保持怀疑。

休斯的讲座结束后，莫里斯在回去的路上停下来和莱斯利·艾弗森聊了两句。他认为，质谱法的成功与否取决于使用的程序。但由于休斯草草否定了质谱法，莫里斯也没有继续在这个问题上纠结。"好吧，"他笑着对艾弗森说，"我回实验室了……"。

这件事搁置了快六个月，直到霍华德·莫里斯与巴里·摩根的一次邂逅，将霍华德·莫里斯带到了脑啡肽项目的最前沿。

****

7 月 7 日，霍华德·莫里斯在帝国理工学院参加英国化学学会（the British Chemical Society）的会议，并在大会中发表了演讲，报告的主题是"质谱法应用于传统方法无法解决的蛋白质结构问题"。巴里·摩根当时就在听众席上。休斯之前和他提过莫里斯的事，但与休斯看法不同，摩根觉得莫里斯的方法听起来不错。

摩根当时在瑞基特－戈尔曼药业公司工作，除了休斯的课题，还为丹酰氨基－埃德曼降解分析处理着更多的材料。几天后，摩根向休斯说起莫里斯，询问他们能否将这批脑啡肽改送给莫里斯处理。

休斯预估，按照目前的进度，破解脑啡肽的序列至少需要六个月，然而，科斯特利茨认为可能需要九个月。考虑到斯奈德和戈德斯坦两个小组追赶的脚步越来越快，以及琳达·福瑟吉尔由于怀孕马上也要离开项目，休斯让步了。

8月初，当摩根完成了脑啡肽新样品的制备任务，休斯紧急致电霍华德·莫里斯。休斯似乎完全忘了他们的初次相遇。对莫里斯来说，休斯听上去有些紧张但很亲切，而且对自己的发现直言不讳，他怀疑这种物质是一种多肽，可能含有10种氨基酸。莫里斯没有追问更多细节，因为他不想先入为主，他希望能够不带成见地进行结构设计。他向休斯保证道："虽然不是万无一失的，但这是个恰当的机遇，在你的已知信息之外，我们有机会获取更多。"

8月11日，巴里·摩根从赫尔驱车三小时到剑桥。他旁边的副驾驶位放了一个小型梨状锥体瓶，里面装着几微克珍贵的纯化脑啡肽。他和莫里斯在酒馆就餐，摩根回忆那是"一顿相当于流食的午餐"。就在当天下午，莫里斯在摩根的陪同下完成了第一次测试。

到下午4点，莫里斯完成了预制脑啡肽的甲基碘衍生物的工作，可以开始分析了。相对于此项技术所能完成的任务来说，莫里斯的质谱仪有着令人惊叹的紧凑构造，因为它还包含一部分回旋加速器（一个原子粒子加速器）。就是这样一个配置有铬室、有机玻璃管、电线和操作杆的机器，被轻易地安放在莫里斯实验室的一张桌子上。

当质谱仪轻轻旋转时，莫里斯将一根空心细管插入瓶子中。底部一圈几乎不可见的白色环状物就是少量的脑啡肽，而他用细管吸出的量也是不可见的。他轻轻挤压细管，将样品滴到一个装配有石英柄、长得像螺丝刀的仪器顶部，然后将样品释放到机器中。几分钟后，质谱图表开始呈现出来了。

5点时，莫里斯取出一卷淡紫色的相纸。为了避免对紫外线敏感的图表在阳光下变黑变淡，他拉下办公室的百叶窗，和摩根一起把图表摊在桌面上，他们对结果都十分满意。"我们在第一次实验中就得到了质谱频谱，"莫里斯回忆道，"这很不一般。锁定了质谱后，我开始给它排序。"

色氨酸缺失的问题意外地得到了解答：质谱中没有包含色氨酸或色氨酸衍生物。莫里斯继续察看图表上的峰值。

"这个像酪氨酸，"莫里斯说，"那个是甘氨酸。"

"哦，没错……没错。"摩根喃喃自语，他的威尔士口音越来越重。

脑啡肽前四个氨基酸是酪氨酸、甘氨酸、甘氨酸和苯丙氨酸，和琳达·福瑟吉尔已经确认序列的一致，但是莫里斯在确定第五个的氨基酸时遇到了同样的难题。"这个复杂的碎片看似蛋氨酸和亮氨酸，"他回忆道，"这非常罕见。我不得不暂缓了实验。"

晚上 7 点，摩根启程返回赫尔，而莫里斯带着脑啡肽的质谱图，回到他和丹麦妻子莱娜在剑桥郊外的小屋。因为莫里斯异乎寻常地将工作带回家，莱娜暗自疑惑"究竟什么事情这么重要"。

随后的几天，莫里斯尝试沿着休斯的预测——脑啡肽是一种 10 个氨基酸的肽链，来解释图表，但是结果并不理想。他必须更小心谨慎。对于第五个的蛋氨酸和亮氨酸复合体，莫里斯提出了几种可能性，每种可能性都有显著的差异。他起初以为质谱中的峰值是杂质，但现在他重新考虑可能这也是一种组分。

在这个问题上耗费这么长时间让莫里斯又窘迫又恼怒。一天晚饭后，也就是他开始破解这个难题的第 10 天，答案突然出现了。他当时还不是百分之百地确定，他呆坐在那里盯着桌上的图表，有一种晕眩的感觉，如同拼图突然间拼到了一起。他和莱娜一起喝了一杯，第二天早上，他给在阿伯丁的休斯打了电话。

莫里斯没有细说他的猜想，他只说自己希望再重复一次实验，需要一个新的样本。渴望获得成功的休斯欣然同意了。休斯和巴里·摩根迅速制备了一批新的脑啡肽，摩根在 9 月 18 日将样本送到剑桥。第二天，莫里斯开始加做了一项新增的步骤，在一部分新样品中加入溴化氰，这种试剂能够破坏氨基酸中的蛋氨酸。

莫里斯在他的机器里滴了几滴溶液。结果与他预期的完全一致：在完成了破坏蛋氨酸的反应后，他的质谱仍然显示出完整的包含五个氨基酸肽段的结构，其结构式为酪氨酸－甘氨酸－甘氨酸－苯丙氨酸－亮氨酸（Tyr-Gly-Gly-Phe-Leu）。他已经有了答案。

他看到了两个重叠的信号：这是两个单独的、短的脑啡肽，而不是一个长的脑啡肽。每个脑啡肽都有一个几乎相同的结构式：酪氨酸－甘氨酸－甘氨酸－苯丙氨酸－蛋氨酸和酪氨酸－甘氨酸－甘氨酸－苯丙氨酸－亮氨酸。"我拨通了约翰·休斯的电话，告诉他这个消息，"莫里斯回忆道，"但是他根本不相信我说的。"

为了确凿地验证自己的猜想，霍华德·莫里斯又用了一个月，除了 9 月底的一次重大失误一切都很顺利。至关重要的是，接下来必须人工合成这种物质并对其进行检测，以确定它们能否在输精管上产生与天然化合物一致的纳洛酮逆转反应。

巴里·摩根与瑞基特－戈尔曼药业公司的杰克·鲍尔（Jack Bower）和肯·格斯特（Ken Guest）合作，用了近两周的时间合成了酪氨酸－甘氨酸－甘氨酸－苯丙氨酸－蛋氨酸序列。当样本送达阿伯丁时，休斯的助理特里·史密斯说："这该死的玩意儿不起作用，它没有活性。"而让事情变得更糟的是，就在同一周，另一个来自山姆·维尔肯松（Sam Wilkenson）的样本起作用了，维尔肯松是休斯在博勒斯惠康制药公司的朋友。

这个样本基于休斯之前在 5 月尝试排出的序列，酪氨酸 – 甘氨酸 – 苯丙氨酸 – 蛋氨酸 – 甘氨酸 – 苯丙酸 – 色氨酸 – 酪氨酸（Tyr-Gly-Gly-Phe-Met-Gly-Phe-Tryp），这个序列是他在制药公司吃午饭期间不经意间想到的。在休斯不知情的情况下，维尔肯松已经着手开始合成这个化合物，以及其他基于初步数据预测的化合物。9 月，休斯和史密斯在输精管上测试维尔肯松合成的化合物，休斯回忆道："真的很可怕！太吓人了！它完美地发挥了作用。"但根据莫里斯的新信息——脑啡肽应该包含了两个短的多肽，而不是一个长的多肽，休斯怀疑维尔肯松的化合物不对，它起作用可能是因为含有蛋氨酸 – 脑啡肽序列。休斯一直不确定到底哪种结构式是正确的，直到摩根给了他一个有效的样本！

10 月 5 日，摩根寄出了第二批合成的蛋氨酸 – 脑啡肽。休斯利用午餐时间，在阿伯丁火车站焦急地等待着 12 点 30 分从赫尔开出的火车到达，样品就在上面，然后休斯带着小包裹迅速赶往马里沙尔学院。这是一个用气泡纸包裹的熟悉的梨形小瓶，底部有着一圈白色粉状样品。

特里·史密斯看起来比平时更加焦躁，他花了一上午的时间准备两个新鲜的输精管——它们现在正在实验室的工作台上冒着气泡，抽动着，旁边是史密斯一早因忙着准备忘了喝的半杯凉咖啡。休斯回来的时候，一切都准备就绪，等待最后的测试。

科斯特利茨加入了他们，他小心地跨过楼梯上的接线板和接头，来到实验台前。从休斯的窗子看出去，阿伯丁市的景观在午后阳光下熠熠生辉，但大家无暇顾及。

休斯紧张地抽着烟斗，他踮起脚尖，试图越过特里·史密斯的肩膀观看。史密斯缓慢地将化合物加入装有输精管的容器中。由电流激活产生的抽动减少了，近乎是停止了。

"给纳洛酮！给纳洛酮！"休斯命令道。史密斯尽可能地延后一段时间，然后向容器中添加了纳洛酮。输精管又恢复了明显的抽动，这就是脑源性吗啡的作用。竞赛结束，他们赢了。

巴里·摩根在赫尔预先筹备的庆祝活动中略显疲惫，10月14日早上他抵达了阿伯丁机场，和休斯一起完成包含蛋氨酸的合成多肽以及包含亮氨酸的合成多肽在输精管上的最终测试，并在高压液相色谱仪上检查结果。当他们完成测试时，已是晚上8点了。科斯特利茨和其他人白天已经离开了，留下休斯和摩根在柯克盖特酒吧喝着啤酒庆祝，然后他们开车回到位于杜西公园附近的休斯家，他们将起草一份关于这项结果的论文。

历经六个寒冬之后，约翰·休斯和曼迪·休斯夫妇开始安装中央供暖系统。他们的房子一直都不太整洁，狭小的客厅现在更是被金属管道和日常垃圾弄得乱七八糟。摩根回忆说："有一次休斯非常高兴，他跳上桌子，又围着客厅跳了一段快步舞，还五音不全地扯着嗓子高唱'我们要出名了！我们要出名了'。"

发表论文的压力很大。因为戈德斯坦或是斯奈德也很容易取得类似的突破，并不需要问他们"能不能"成功，而是要问他们"什么时候"成功。于是，汉斯·科斯特利茨联系了《自然》（Nature）杂志，请求他们优先处理一篇来自阿伯丁大学的论文——《从大脑中识别出两种具有强效阿片激动剂活性的相关五肽》(*Identification of Two Related Pentapeptides from the Brain with Potent Opiate Agonist Activity*)，约翰·休斯、汉斯·科斯特利茨、琳达·福瑟吉尔、巴里·摩根、霍华德·莫里斯和特里·史密斯作为论文的共同作者，于 10 月 28 日投稿到杂志办公室，并于 11 月 13 日获批并赶在 1975 年 12 月 18 日刊发了。

那天早上，约翰·休斯和汉斯·科斯特利茨醒来时发现自己成了名人。伦敦《泰晤士报》(*Times*) 在其社论版面用了三栏的篇幅刊登了一篇文章，标题为《药理学：一种类似吗啡的脑内药物》(*Pharmacology: Brain Drug Like Morphine*)，该文详细地介绍了他们的发现。

竞赛结束，所罗门·斯奈德慷慨地从哈罗德 (Harrods) 百货公司购买了一大瓶五星级白兰地送到马里沙尔学院的成瘾药物研究实验室的办公室，并附上了贺信。这瓶酒在上午和下午的茶歇时被小酌品尝后，就被放置到了一个众所周知的秘密藏匿处，以慰藉和鼓励在马里沙尔学院三楼工作到深夜的研究者们。

1976 年 4 月，他们收到了一份装帧华丽的邀请函，邀请在《自然》杂志上刊发论文的六位共同署名作者——休斯、科斯特利茨、福瑟吉尔、摩根、莫里斯和史密斯，于 5 月 6 日到有 400 年历史的英国"科学院"皇家学会每两年举办一次的座谈会上作报告，以展示他们的发现。这是一次表彰最杰出的科学成果的盛会。

尽管科斯特利茨的一些同事认为他被排除在"皇家"院士之外是不公平的，但他还是对这次尊贵的"皇家"邀请心生敬畏。他的一位朋友冷嘲热讽地说道："皇家科学院的机会与剑桥的平方英里数成反比。"然而，对汉斯·科斯特利茨来说，这才是真正的胜利。

约翰·休斯和特里·史密斯对待邀请的态度比较随意。他们驱车前往伦敦时才发现需要穿着正式服装参加活动，并匆匆前往位于国王街的莫斯兄弟（Moss Brothers）成衣店，租了合适的晚礼服和礼帽。

巴里·摩根穿着燕尾服，步履轻快地走在沙夫茨伯里大街（Shaftesbury Avenue）上，想赶在座谈会开始前去喝杯啤酒。途中，一大队青少年排列有序地从他身旁经过，排队进入由英国广播公司（BBC）录制的每周播出的摇滚节目《流行乐排行榜》（*Top of the Pops*）的演播室。两个女孩对留着胡子和长发的摩根喊道："是他，是他。""他就是节目的主持人。"摩根听到后很兴奋。

皇家学会主席托德勋爵（Lord Todd）在卡尔顿花园华丽的联排别墅门厅迎接每一位客人，在白色大理石楼梯下方是皇家植物园，此刻正在展览从所罗门群岛（the Solomon Islands）和新赫布里底群岛（New Hebrides）来的珍稀兰花。

29件展品以海报的形式在六个展厅展出。从《鸟鸣的形式与功能》（*Form and Function in Bird Song*）到《章鱼的皮肤：大脑的窗户》（*The Octopus Skin: A Window on the Brain*），但最受关注的莫过于《脑啡肽的发现史及其可能的生理学、药理学和临床意义》（*The History of the Discovery of Enkephalin and Its Possible Physiological, Pharmacological, and Therapeutic Implications*）的海报，这篇海报被阿伯丁人更简洁地称为"脑源性吗啡"（The Brain's Own Morphine），被展示在韦尔科姆（Wellcome）报告大厅。

科斯特利茨、休斯和莫里斯那晚大部分的时间都在和英国的科研精英们聊天。琳达·福瑟吉尔负责向名声不那么显赫的嘉宾们解释展示的海报内容，摩根和史密斯为了多喝一点酒，一直在附近的展览上游荡。

这是一个胜利的夜晚。正如特里·史密斯后来打趣的那样："阿伯丁，本是穷乡僻壤的小卒、一个无名之辈、一条小鱼，却翻盘赢了大人物。"的确，凭借着简单的科学、艰苦的工作和极好的运气，最终获胜了。

如果这篇著名论文的原稿在撰稿人名单上加上科斯特利茨的名字，那么一切就完美了。即使科斯特利茨通过外交途径游说去纠正这个疏忽，而且他和休斯决定在随后所有关于脑啡肽的论文中都署上他们俩的名字，这个失误还是伴随了不和谐的声音。

与此同时，在制药行业和其他科学研究者中，一轮新的竞赛已经如火如荼地展开了：到底谁能主导现在新兴的内啡肽领域？谁能成为第一位运用这个杰出发现的人？

Anatomy of a Scientific Discovery
The Race to Find the Body's Own Morphine

第 6 章

争抢功劳不择手段

　　说来也怪，最强效的内啡肽也是在 1975 年 10 月发现的，就在脑啡肽研究完成的几天后。这个偶然事件的开端，是霍华德·莫里斯参加了英国国家医学研究所（Great Britain's National Institute for Medical Research）研究员德里克·斯迈思（Derrick Smyth）在帝国理工学院做的讲座。

　　自从莫里斯使用质谱仪成功分析出脑啡肽的氨基酸编码后，一个令人不快的问题已经困扰了他好几个礼拜了。莫里斯对大脑能独立产生两种几乎一样的化合物产生了疑问，他认为脑啡肽和其他短肽一样，有可能是从一种更大的母体蛋白——激素原中分离出来的。他与科斯特利茨和休斯一起，花了几个小时在阿伯丁图书馆翻阅厚厚的蛋白质图谱，试图在已知的大蛋白质复合物中找出脑啡肽序列。这项冗长的工作以失败告终，最后他不得不放弃了这个计划，直到德里克·斯迈思意外地给出了缺失的答案。

　　40 岁出头的斯迈思是一个身材矮小、精力充沛且健谈的人，他在英国国家医学研究所工作了 12 年，以对释放胰岛素的激素原研究而闻名。胰岛素原本身并没有活性，斯迈思研究的科学问题是大分子非活性的母体蛋白如何产生小分子的活性化合物。在这项研究中，他关注到了促脂解激素，它是一种由李卓皓发现的垂体激素，可以分解脂肪并将其运送到肝脏。

斯迈思那天下午在帝国理工学院的演讲就是关于促脂解激素的，他发现这种激素有可能是促黑激素的激素原（melanocyte-stimulating hormone, MSH)，促黑激素是分子量更小但更有效的促进脂肪运动的垂体分泌物。众所周知，促黑激素会引发青蛙和变色龙的皮肤颜色的变化，它占据了促脂解激素分子的中间部分。斯迈思自前一年开始尝试了一系列实验，旨在证明促黑激素是促脂解激素的"活性核心"。促脂解激素共含有 91 个氨基酸，斯迈思使用了各种酶来人工模拟促脂解激素的自然分解过程，并发现了一个完整的多肽——促脂解激素 61–91 段，由促脂解激素的最后 31 个氨基酸组成，它比促黑激素更容易被释放。斯迈思称该多肽为 C 片段，并推测它可能是促脂解激素的主要活性成分。但它的活性究竟是如何产生作用的呢？据他所知，C 片段没有移动脂肪的功能。"这个问题很严峻，"斯迈思回忆道，"相当于汉堡没夹肉饼，我不知道它具体发挥着什么作用。"

就在那年秋天，霍华德·莫里斯离开剑桥大学前往伦敦的帝国理工学院任教，他参加斯迈思的讲座更多的是出于作为新晋教师的礼貌，而非对促脂解激素有什么特别的兴趣。但是在讲座过程中，斯迈思的一张幻灯片引起了他的注意。幻灯片显示了促脂解激素中含有促黑激素的中间部分和神秘的 C 片段的部分序列。当莫里斯扫描载玻片时，出现了天冬氨酸、赖氨酸和精氨酸，紧接着是目前熟悉的三件套——酪氨酸、甘氨酸和甘氨酸。

莫里斯回忆道："讲座结束后我喝了一点雪莉酒，然后我问斯迈思，酪氨酸–甘氨酸–甘氨酸之后是什么。他当时并不知道，但他说他的确还有一张幻灯片没有展示。"莫里斯把斯迈思带到自己的实验室，从质谱仪上抓起一个放大镜，继续眯着眼睛看斯迈斯扫描出来的幻灯片，然后他结结巴巴地说："我想和你合作……我们可以合作……我在向我的同事汇报前不能告诉你太多信息，但这真的十分重要……"

在斯迈思的印象中，这张幻灯片对莫里斯的效果就像"在公牛面前挥舞着红色的布袋"。斯迈思的 C 片段中的前五个氨基酸是酪氨酸 – 甘氨酸 – 甘氨酸 – 苯丙氨酸 – 蛋氨酸——正是蛋氨酸 – 脑啡肽序列。

莫里斯问斯迈思有没有 C 片段的样本。斯迈思回答说，他在冰箱里储存了 30 毫克，并答应马上给莫里斯送一些。当天晚上，莫里斯给汉斯·科斯特利茨打了电话，科斯特利茨激动地建议莫里斯不要考虑费用，直接将化合物送到阿伯丁，他们将立即用这些样品对回肠和输精管进行测试。

次日，莫里斯致电斯迈思跟进此事。斯迈思却说出现了问题："C 片段在冰箱里变质了，我不得不用新鲜的垂体再制作一批样品。"C 片段的样品本该在 10 天后准备妥当，可这次斯迈思又有了新借口："准备工作还没有做好。"

莫里斯起初对斯迈思的担忧越来越强烈，他怀疑斯迈思故意拖延，以便为他自己的实验争取时间。莫里斯和约翰·休斯讨论了是否由他们自己着手制备和研究 C 片段，但最终他们决定再等等。既然斯迈思已经测试过了，为什么还要再麻烦呢？不过，休斯、莫里斯和科斯特利茨在《自然》杂志的论文中新增了一段内容，提出促脂解激素、蛋氨酸 – 脑啡肽和更大分子量的垂体类阿片肽之间可能存在着联系，论文的合著者将这一发现归功于阿夫拉姆·戈德斯坦。文中没有提及德里克·斯迈思。

第二个偶然的连锁反应发生在 12 月 10 日，汉斯·科斯特利茨将预发表在《自然》杂志上的关于脑啡肽论文的预览版寄给了几位"朋友和竞争对手"，其中就包括阿夫拉姆·戈德斯坦。戈德斯坦的实验室工作人员已经近乎纯化出了垂体阿片肽 1 型，但依然无法确认它的氨基酸组成。就在 1975 年 12 月 18 日《自然》杂志正式发表休斯和科斯特利茨论文的前几天，新的信息带来了新发现：促脂解激素的最后 31 个氨基酸片段与戈德斯坦和斯迈思的化合物（垂体阿片肽 1 型和 C 片段）以及李卓皓的骆驼垂体腺片段是一致的。经实验证明这是一种"超级"内啡肽，比休斯和科斯特利茨的脑啡肽更强大，甚至比吗啡还强大。

所罗门·斯奈德不在科斯特利茨的寄件名单中，但在《自然》的编辑莱斯利·艾弗森访问约翰斯·霍普金斯大学时，他得知了这一消息。12 月 11 日，斯奈德致电山德士制药公司的丹尼尔·豪泽，告诉了他这些信息，豪泽记下了脑啡肽的结构式。届时，至少有瑞基特－戈尔曼药业、博勒斯惠康制药和山德士制药三家公司掌握了关于开发潜在止痛药的突破性信息，并开启了一场开发新药的竞赛，这种新药是基于内啡肽家族的，并且最好是一种不会成瘾的新型吗啡。而其他的研究人员也已经开始琢磨如何在精神疾病治疗领域更好地应用内啡肽。

随着 12 月脑啡肽的结构式在《自然》杂志上发表，对于内啡肽研究的速度和范围开始激增，在世界各地的实验室中往往会出现意想不到的方向，这些既是谜团的解决方案，亦是谜团本身。大脑的确产生了内源性阿片肽，但为什么呢？与此同时，约翰·休斯和汉斯·科斯特利茨所展现出的一往无前的卓越努力，即作为"小鱼"在"大科学"上取得的胜利，在李卓皓和罗歇·吉耶曼（Roger Guillemin）等层级更高的科学家，以及内森·克兰（Nathan Kline）等临床医生的努力面前日渐失色，而这些科学家和临床医生还尚未在阿片肽或内啡肽方面公开发表过成果。水中的鲜血吸引了大鱼，或者正如坎达丝·珀特所直言不讳的，脑啡肽的发现就像在一群饥饿的狗面前挥舞着菲力牛排。

一种狂热正在蔓延。有研究人员冷嘲热讽地称之为"内啡肽综合征"或"内啡肽狂热癖"，这股热潮是在人类身上首次使用内啡肽进行实验才开始爆发的。

****

就像李卓皓乐于相信的，也许这一切只是"命中注定"。不管怎样，财富和运气都对李卓皓偏爱有加。62 岁的他似乎并没有衰老的迹象：脸上没有皱纹，身材修长，皮肤呈金棕色，身体健康，心情愉悦。

的确，心情愉悦是他的试金石、标志和信条。"如果我不开心，我就不工作。"他曾如此表示。一些同事开玩笑说他服用了自己所发现的激素，因为对他们来说，这种百折不挠、知足常乐的满足感似乎有些过头了。

1975 年 12 月 14 日上午，对于李卓皓来说一如往常。他的司机、园丁兼私人技师比尔·海恩（Bill Hain）载着他从伯克利的家到加州大学旧金山分校上班。他们一起上了电梯，进入存放实验动物的动物塔，穿过黑暗的走廊，沿着一条复杂的路线进入激素研究实验室所在的翼楼。1950 年，这个研究机构是为了鼓励李卓皓继续留在加州大学旧金山分校而创建的，它占据了整个医学科学大楼的第六层，站在这里可以把整个城市、海湾和金门大桥尽收眼底。到达他的办公室有更便捷的通道，但李卓皓从 20 世纪 50 年代就开始特意绕远路，并沿用至今。当时他发现的促肾上腺皮质激素被誉为重大医学突破，对风湿病、关节炎甚至癌症都起到有效的治疗作用。

"促肾上腺皮质激素就像干扰素，"李卓皓回忆道，"人们认为这是一种特效药。"有一段时间，他实验室外的走廊就像电影《卢尔德》（*Lourdes*）里的场景一样，到处都是嚷嚷着要治疗的患者。这段经历吓坏了李卓皓，在那些令人心碎的哀求者消失后，他被刺激出的强迫性的羞怯持续了好几年。

那天下午，李卓皓在他的私人办公室里收到一封阿夫拉姆·戈德斯坦寄来的信。这间办公室里有配套的木质金色办公桌和椅子，墙上装饰着李卓皓最喜欢的两幅萨尔瓦多·达利（Salvador Dali）的原作和几幅日本一流的现代派画家的作品。办公室不对外开放，他的工作人员也不能进入，这里是李卓皓专门用于冥想和与来访的科学家进行讨论的私人空间，并用来招待他富有的投资人，如拉斯克夫妇（Laskers）和格芬夫妇（Geffens）。

他用放大镜读了戈德斯坦的信，他的视力从小就不好。他嘀咕着，并无意识地在地板上跺着脚——这是他的习惯，他在感到有趣或兴奋的时候会不自觉地这样。在李卓皓看来，这封信是他的又一次"好运"。

戈德斯坦的信中包含了一份即将发表的休斯和科斯特利茨论文的复印件，这是几天前戈德斯坦从汉斯·科斯特利茨那里收到的预览版。在整个科学界了解脑啡肽的结构式之前，他们尚有机会在短时间内展开行动。

戈德斯坦的来信推测，李卓皓的促脂解激素很可能是蛋氨酸-脑啡肽和戈德斯坦的垂体阿片肽的共同前体。戈德斯坦在信中问李卓皓，他以前是否见过以酪氨酸-甘氨酸-甘氨酸-苯丙氨酸-蛋氨酸（Tyr-Gly-Gly-Phe-Met）排列的氨基酸序列，或者是否这个序列在一些更小分子量的促脂解激素片段中出现过，以及他是否能提供含有这种氨基酸组分的垂体化合物样品。

的确，李卓皓认出了蛋氨酸 – 脑啡肽序列。这和骆驼垂体腺提取物中的前五个氨基酸相同，自从 1972 年瓦利德·奥汉·丹霍从伊拉克运回一箱骆驼脑垂体后，这些样品就一直存放在冰箱里。这一序列包含在促脂解激素末端的 31 个氨基酸链中——斯迈思称之为 C 片段，戈德斯坦称之为垂体阿片肽 1 型，李卓皓现在将其命名为 β – 内啡肽。

戈德斯坦是第一个确定当时尚未明确的化合物对机体组织具有阿片性质的人。"这种感觉很奇怪，"他回忆道，"我发现了 β – 内啡肽，但我不能真正'发现'它，因为李卓皓已经拥有了它。它已经被提取和分离了，就在他的实验室架子上，但如果没有李卓皓的工作，就无法解释它是什么或它能做什么。"

在李卓皓收到来信的几天后，戈德斯坦致电问李卓皓："你怎么还不给我寄样品？"。

"你只要了促肾上腺皮质激素片段，"李卓皓回答道，"而不是促脂解激素。"

失望又焦虑的戈德斯坦不愿意再浪费时间，他要求李卓皓尽快给他送去实验所需的促脂解激素和骆驼垂体腺片段的样本。李卓皓同意了。

两天后，也就是 12 月 16 日，李卓皓不经意间告诉了罗歇·吉耶曼这个消息，而李卓皓不知道的是，吉耶曼在过去半年里秘密地进行研究，试图在内啡肽竞赛中击败休斯和科斯特利茨。

****

57 岁时，罗歇·吉耶曼因他的"大脑如何控制脑垂体"这一重大研究而闻名。安德鲁·沙利（Andrew Schally）是他的竞争对手，沙利在新奥尔良的团队有着相同的研究目标。他们的相互竞争促成了释放因子的发现，这是由大脑下丘脑区域产生的化学物质，可以触发垂体激素的释放。这两人的终极目标都是获得诺贝尔奖（尽管双方都没有承认），并都以不惜忽视科学行业规则地朝着目标前进，最终在 1977 年他们共享了诺贝尔奖。两个研究实验室之间的关系可以用沙利对其团队的命令作为总结，那就是"不要和敌人说话"。

这场私人之争之所以愈演愈烈，一定程度上是因为两个实验室都挫败不断。脑中释放因子的含量非常少，吉耶曼需要约 30 万个羊脑才分离出了他的第一毫克的提纯物质，相当于耗费了 5 吨材料，耗资 25 万美元。对比之下，休斯的脑啡肽分离术已成为经济和效率的典范。

沙利曾在 1969 年仅用 39 天就击败了吉耶曼，他发现了促甲状腺激素释放因子，这是第一种被识别的释放因子。由于促甲状腺激素是一种控制甲状腺的垂体分泌物，促甲状腺激素释放因子不仅对身体的整体代谢率具有重要意义，而且对治疗甲亢和其他甲状腺疾病也具有临床应用前景。在 1971 年的第二轮竞争中沙利再次获胜，他分离出促黄体生成激素释放因子，它是控制排卵的关键分子，它的发现对开发新的节育方式具有潜在意义。

随后的 1972 年，吉耶曼获胜，他宣布发现了生长激素抑制激素。这种激素也被他称为生长抑素，它在青春期后期抑制生长激素的释放，维持成人的新陈代谢。生长抑素的应用除了为巨人症和其他生长障碍提供可能的治疗方法，还被发现在一些糖尿病病例中发挥有效作用。

在美国国立卫生研究院的巨额拨款资助下，吉耶曼开始带头找寻生长激素释放因子，它是化学性启动生长激素释放的因子。

威廉·克里沃伊（William Krivoy）是美国肯塔基州列克星敦成瘾研究中心的科学家，和吉耶曼在 20 世纪 60 年代有过短暂的合作，他发现吗啡出于未知原因会提高实验动物的生长激素水平。吉耶曼对内啡肽感兴趣，他认为内源性阿片肽所起的作用可能与吗啡在生长激素释放时所起的作用相似。这的确是吉耶曼再次战胜沙利的一种途径，但还有其他的个人因素也在鞭策着吉耶曼。

1971 年春天吉耶曼住院了，疑似患上了癌症，检查结果呈阳性，只能手术切除了他的部分肠道。这次病倒似乎影响了吉耶曼的性格和对科学的态度。在之后的几年里，他让在加州拉霍亚的索尔克研究所的工作人员自行处理实验室的日常事务，而他自己将大部分时间用于募集和管理数百万资金，以便让研究所的工作得以延续。他出院后，决定回到实验室，亲自指导实验室运行，他成了一名挑剔且专横的监工。不断加剧的紧张局势在 1971 年的夏天终于达到临界点，在吉耶曼的默许下，与他合作了 14 年的研究团队即将散伙。吉耶曼想独自继续研究，但他还没有明确的方向。

在最开始时，他的研究主题每周都在变化。据科学史学家尼古拉斯·韦德（Nicholas Wade）说，当他被内啡肽吸引后，他表现得"有些急于求成"。

"我读了艾利会议的论文后目瞪口呆，"他回忆道，"休斯和科斯特利茨这两个人知道结构式但不知道序列。这再明显不过了，简直不费吹灰之力。这项工作我可以在几个月内就完成。"

吉耶曼在他的冷库中储存了 25 万个猪脑提取物。根据吉耶曼的说法，他于 1975 年 9 月回到了实验室，和他新聘用的一群年轻员工打赌他将在圣诞节前解出结构式。"我会独自完成，"吉耶曼吹嘘道，"只有半个技术员就

117

够。"与此同时，霍华德·莫里斯正在剑桥进行脑啡肽的分析。

打着研究生长因子的幌子，吉耶曼和他的兼职助手斯科特·米尼克（Scott Minick）开始快速筛选冷冻提取物，找对豚鼠回肠有阿片活性的化合物。三个半月后，他把结构式的备选范围缩小到剩下三个。在 12 月 16 日，吉耶曼碰巧遇上李卓皓。李卓皓正在因阿夫拉姆·戈德斯坦的来信兴奋不已，他告诉了吉耶曼即将在《自然》上发表的休斯和科斯特利茨的论文，并告诉他自己期待研究促脂解激素。

****

12 月 16 日，罗歇·吉耶曼到旧金山检查他发现的生长抑素（一种抑制脑垂体生长激素释放的物质）在糖尿病治疗中作用的研究。临床试验正在加州大学旧金山分校医学院进行，当天下午，吉耶曼计划去会见两名制药公司的代表以及该项目的负责人彼得·福沙姆（Peter Forsham）。福沙姆与李卓皓的办公室在同一栋楼里。"会议在 4 点结束，"吉耶曼回忆道，"我想我应该去拜访一趟我的老朋友卓皓。然后他给我看了戈德斯坦的信，并告诉了我关于他的化合物的事情。这真的难以预料，以前从没有人认真地对待过促脂解激素。"

但吉耶曼首先担心的是李卓皓是否会向戈德斯坦提供样品。"吉耶曼很精明，"李卓皓记得，"他说'把它交给我，不要给其他人'，但我觉得我做不到，毕竟是戈德斯坦给我看了那篇论文而且先提出来的。"

然而，李卓皓也同意了让吉耶曼测试化合物，李卓皓用微量天平称了千分之几克骆驼垂体腺提取物后，把这些微量的粉末放到一个琥珀色小瓶子里，在吉耶曼离开之前交给了他。

同一天晚上，在旧金山机场，在吉耶曼登上返回拉霍亚的短途航班前，他用公用电话给他的技术员斯科特·米尼克打了电话。他告诉米尼克李卓皓透露给他的《自然》论文上的脑啡肽结构式，让米尼克尽快给实验室的蛋白质化学家尼古拉斯·凌（Nicholas Ling）打电话，他想让凌在当晚就开始合成化合物。

****

戈德斯坦和吉耶曼的实验室各自展开了对李卓皓的 β–内啡肽的测试。而就在同一周，阿伯丁实验室关于脑啡肽的开创性论文在《自然》杂志上发表。与此同时，美国实验室的测试结果令人震惊。

β–内啡肽对豚鼠回肠的抽动反应的抑制效果是吗啡的 20 倍以上，并且比休斯和科斯特利茨的短效脑啡肽更稳定。正如戈德斯坦所预测的那样：它的作用时间长达 6 小时。

在李卓皓的实验室，一名研究生正在进行促脂解激素的合成。他使用的是"固相"法来人工合成多肽和蛋白质，这个方法采用的基础化学反应与自然界生成该物质时的反应一致，但有一个重要的区别：人工合成物的氨基酸序列是反向合成的，即从序列的最后一个合成到第一个。

李卓皓的学生已经从第 91 个氨基酸开始合成促脂解激素，他正在缓慢地从后往前进行合成，但李卓皓突然打断了他的工作。

李卓皓命令道："合成到第 61 位就停止。继续做吧，不要问问题。"

1976 年 1 月中旬，李卓皓实验室完成了 β–内啡肽的人工合成，并确认其对回肠组织有活性。在李卓皓的指导下，实验室工作人员开始储备这种物质。李卓皓的实验室特别适合这种劳动密集型的操作，这个被李卓皓称为"同事"的团队大约有 25 人，主要是来自东亚的研究人员。他们对李卓皓有着对族群长老那样的崇敬，他们心甘情愿地服从他的命令。即便如此，合成 β–内啡肽的过程仍然极为昂贵和耗时，如果它能在市场上公开出售，每克售价大概能到 30 万美元。

与此同时，罗歇·吉耶曼也发现了一个较短序列的促脂解激素片段——促脂解激素 61–76 段，它由 17 个氨基酸组成，也具有阿片特质，吉耶曼将其命名为 α–内啡肽。几个月后，在他实验室发现的另一个片段促脂解激素 61–77 段被命名为 γ–内啡肽。α–内啡肽和 γ–内啡肽都对回肠产生了纳洛酮可逆的抽动反应抑制作用，尽管这两者都没有像李卓皓的"幸运"多肽 β–内啡肽那么有效。

当阿伯丁实验室的论文在《自然》杂志上发表三周后的 1976 年 1 月 8 日，吉耶曼在纽约医学院的哈维论坛发布了他的第一种"新型"内啡肽。他在报告中表示，分离内啡肽是很简单的问题，他在几个月内就轻易地解决了。

在阿伯丁的论文发表在《自然》杂志后，争抢功劳发生在 1976 年初的几周，吉耶曼的声明也是征兆之一。第二个登记上功名册的是所罗门·斯奈德和拉比·西曼托夫，他们赶在同一个月匆忙将论文付印，这个研究是在抢先偷看了预览版的《自然》论文后完成的内容。

正如莫里斯和休斯所预料的那样，德里克·斯迈思一直在独立进行着对 C 片段的研究，1976 年 2 月他发表了关于这项研究结果的文章；同月，

李卓皓发表了关于 β–内啡肽的第一篇论文，是他研究 β–内啡肽上百篇文章中的第一篇。

斯迈思、戈德斯坦、李卓皓和吉耶曼等科学家发现了这些内啡肽的衍生物，他们倾向于用近乎生殖器崇拜的词汇来赞美 α、β 和 γ 多肽。他们都认为，自己的内啡肽比原始的脑啡肽更大、更持久、更强效。这一切都是真的。

德里克·斯迈思十分固执地认为，脑啡肽的作用不够好，是因为它可能只是 C 片段等大分子多肽的分解产物，因此脑啡肽没有实际的生理学意义。虽然这对提高他自己和阿伯丁实验室的声誉没有什么用处，但是休斯和科斯特利茨也没法立即反驳他的说法。休斯开始了一系列实验，希望能通过研究脑啡肽产生的其他途径来反驳斯迈思，以在该领域内保持领先地位。

科斯特利茨对越来越尖锐的申明和反对意见做出了自己的回应。他认为，这些申明和反诉是在排挤脑啡肽及其最初的发现者们。1976 年冬天，他的儿子迈克尔·科斯特利茨（Michael Kosterlitz）在英国伯明翰学习物理，他回忆说，大概是在那个时候他才第一次充分意识到父亲参与了一项重大的发现。

"突然间我发现，在我打电话回家时我的父亲经常不在家，"迈克尔·科斯特利茨说，"他在到处出差，于是我才知道有什么大事发生了。我曾经问他'为什么你要这样？你这样都没办法做自己的事情'。他的回答是'我必须这样做，才能确保功劳落到应得的人身上'。"

****

接下来六个月，研究的推进速度有了爆炸性的提升，内啡肽领域的边界也不断被拓展。内啡肽不仅种类多样，而且通过将脑啡肽的特性与吗啡以及另两种与吗啡截然不同的合成阿片肽进行仔细比对，汉斯·科斯特利茨和安吉拉·沃特菲尔德及从阿伯丁毕业后继续做博士后的约翰·洛德（John Lord）一起成功地证明，脑啡肽也有三种不同的类型吗啡受体：δ受体、κ受体和μ受体。这个领域突然呈现出粒子物理学那样的复杂性。

然而，使用回肠和输精管测试的试管结果有一定的局限性。由于医学研究的最终目标是将新的发现应用于疾病的治疗和预防，所以至关重要的问题是内啡肽在人脑中发挥怎样的作用。要回答这个问题，第一步是将内啡肽用于动物体内测试。

1976 年 1 月，当论文在《自然》杂志发表后，德里克·斯迈思与英国国家医学研究所著名药理学家威廉·费尔德伯格（William Feldberg）一起在猫身上测试了 C 片段，实验完成得非常出色。当直接把 C 片段注射到猫的大脑中时，它们对疼痛变得麻木。根据所得数据，C 片段被认为比吗啡的效果强 100 倍，而且比戈德斯坦和吉耶曼在回肠实验中所预测的效果更强。费尔德伯格和科斯特利茨一样都是德国裔犹太难民，他也经常指责斯迈思用"脏东西"来测试，耐人寻味。

1976 年 2 月，英国国家医学研究所的开放日为这个故事提供了一个有趣的注脚。在会议期间，斯迈思向一群记者描述了这项工作，其中有一位记者对这个话题特别执着。斯迈思设想次日刊登的是一篇精妙隽永的文章（"……杰出的科学家，奇妙的新发现……"），没承想等来的却是伦敦最臭名昭著的小报在一张可爱小猫的照片上打出横幅标题，上面写着"地狱里的猫"。

　　文章用通常描述战犯的词汇描写了"动物测试员斯迈思"和"前德国公民费尔德伯格"。随即斯迈思接到了纷至沓来的恐吓信和电话，许多人指责他怎么不把自己身体上的部位用到实验中去。

　　而一系列的大鼠和小鼠实验都证实了斯迈思的成果，李卓皓的 β–内啡肽（与 C 片段一致）能产生持续数小时的深度镇痛。遗憾的是，正如李卓皓所发现的，含有 31 个氨基酸的 β–内啡肽的合成成本极其高昂。另一方面，"短"的脑啡肽又会快速地失效，但对于制药公司日益深入这个领域的化学家来说，"短"的脑啡肽具有显著的成本优势。

　　费城惠氏制药公司（Wyeth Pharmaceutical Company）的两位研究科学家拉里·斯坦（Larry Stein）和詹姆斯·贝卢慈（James Belluzi）在 1976 年 3 月出版的《自然》杂志上发表了一篇关于人工合成脑啡肽的镇痛作用的文章。几周后，《自然》杂志又刊登了山德士制药公司的丹尼尔·豪泽和迪特·罗默的一篇类似的文章。尽管令人费解，但这表明制药公司正在组建自己的内啡肽项目，这些文章是第一个公开信号。

　　1976 年 7 月，国际麻醉品研究俱乐部在阿伯丁大学举行会议，坎达丝·珀特宣布她开发了一种重新设计的、效果更持久的蛋氨酸–脑啡肽，她称之为"受保护的类似物"。她在这种化合物中添加了额外的化学物质以延缓酶的分解，而脑啡肽的持续作用时间短通常就是受到酶分解的制约。几家制药公司也在开发"受保护的类似物"，但在阿伯丁举行的会议上，包括山德士制药公司的罗默和豪泽、礼来制药公司（Eli Lilly）的罗伯特·弗雷德里克森（Robert Frederickson）在内的企业的科学家，都比珀特更讳莫如深。

　　罗歇·吉耶曼没有出席阿伯丁麻醉品俱乐部的会议，而是在一周前去斯特拉斯堡参加了一个会议，会上他与荷兰乌特勒支的鲁道夫·马格努斯研究所（the Rudolph Magnus Institute）的所长戴维·德维德（David DeWied）进行了讨论。

德维德认识吉耶曼已有20年了，在研究释放因子期间，曾短暂地与沙利和吉耶曼有过交手，后来他将注意力转向了一个仍然带有争议的研究难题——垂体多肽的作用，比如促肾上腺皮质激素、促黑激素和血管加压素对学习和记忆的影响。

吉耶曼在3月底给德维德打过电话，建议他检测内啡肽，并向他提供样本。德维德将他的研究结果带到了斯特拉斯堡。他的研究结果发现：在大鼠脑中微量注射少量 α–内啡肽和 β–内啡肽，能让大鼠学习速度加快、记忆的时间更长。

这则消息让吉耶曼更是喜不自禁。吉耶曼开心的原因是，在索尔克研究所与吉耶曼一同工作的弗洛伊德·布卢姆（Floyd Bloom）得出了一个最新的结果，大鼠在被给予了大剂量的 β–内啡肽后，变得精神极度紧张，这是一个具有争议性的结论。吉耶曼在斯特拉斯堡做报告时说，这可能意味着内啡肽在某些精神疾病中发挥了作用。

在前往汉堡参加国际内分泌会议之前，吉耶曼给阿伯丁会议发了一封电报，科斯特利茨在开幕式上宣读了这封电报。吉耶曼在电报中对休斯和科斯特利茨的成果表示祝贺，他认为正因这个重要成果，促成了吉耶曼实验室的发现。他概述了布卢姆令人费解的新数据，但重要的是，这些结果提示内啡肽与精神失常相关。罗歇·吉耶曼想把这个消息首先透露给麻醉品俱乐部。

第 7 章

"内森·克兰骗局"

　　1976 年的整个春天，加州拉霍亚索尔克研究所的弗洛伊德·布卢姆及其同事因为大鼠的杰出表现而感到开心。布卢姆从笼子里取出一只大鼠，在其颈部注射少量的实验化合物。在刚开始的几分钟，大鼠会坐在布卢姆的桌子上，平静地舔着爪子，随意地嗅嗅空气，有时还会像浑身湿了的小狗一样抖抖毛。

　　在这段时间内，大鼠的行为没有显著的异常变化，接着布卢姆用大头针去戳它，或者用强力夹去夹住它的尾巴，它都没有任何反应，似乎完全没有感受到疼痛。几分钟后，这只老鼠进入了布卢姆称为"蜡质"的状态：它的双眼一眨不眨地盯着，身体冰冷；它变得可以塑形，就像软腻子。最让布卢姆的同事们兴趣盎然的是，大鼠能被扭曲地摆成各种奇特的姿势。布卢姆有时会把几只实验鼠都摆好姿势，让它们以各种滑稽的造型呆坐在他的桌子上。最后，布卢姆会将一只"蜡质"大鼠拉长，让它能刚好卡在两个书脊之间，作为这场表演的收尾。而这只大鼠将以僵硬的姿态平静地度过接下来的近三个小时，如同在发呆一般。

　　布卢姆给动物注射的实验化合物是 β−内啡肽，当时他们并不知道为什么大鼠会出现这种行为。布卢姆是内啡肽领域的新人，他当时刚 30 多岁，为人和蔼可亲，技术高超，有位同事曾评价他有着"像吸墨纸一样的头脑"。他曾经担任过位于马里兰州贝塞斯达的国立卫生研究院神经药理学实验室主任，领导过绘制体内已知的化学信使和测定化学信使如何改变行为等项目。而与吗啡的调控方式类似，内啡肽很可能调控疼痛反应或对情绪产生欣快效应，他理所当然会对此感兴趣。

1976年1月，《自然》杂志刚刚发表了有关脑啡肽的历史性论文几周后，布卢姆搬到了加州拉霍亚。受美国畸形儿基金会（March of Dimes）资助的拉霍亚索尔克研究所看起来宛如一座科学殿堂，这座由易斯·卡恩（Louis Kahn）设计的大型建筑群矗立在一片郁郁葱葱的峭壁之上，俯瞰太平洋，给人一种宗教般的庄严感。

布卢姆自己的实验室还未竣工，因此他与罗歇·吉耶曼实验室共用空间，在那里合成了 α – 内啡肽和 β – 内啡肽以及脑啡肽。"当时我在实验室工作，我们决定我应该测试这些肽类物质的行为反应。"布卢姆回忆道。

布卢姆的一项专长是给大鼠进行脑室内注射（直接注射到大脑的脑膜下）。大脑由一层薄膜保护，而这层薄膜又被头骨覆盖，但是在啮齿类动物和人类的颈部有一处凹陷，用指尖很容易就能摸到。布卢姆解释道："脑膜在这个位置暴露在外，有个大洞，上面没有颅骨盖着。"他能灵巧地将针头扎进颅骨暴露出来的洞里。

α – 内啡肽和脑啡肽的结果不尽如人意。到了5月，β – 内啡肽的合成完成了，布卢姆在吉耶曼的实验室进行了第一次实验。他决定把 β – 内啡肽的剂量定在小于二千万分之一克的范围，这个剂量如今在他看来高得离谱。

吉耶曼和他的助手斯科特·米尼克观察到第一只老鼠开始变得"蜡质"

化。布卢姆在回忆此事时依然震惊不已："这离奇得无以言表。就在五分钟内，动物们变得极度僵硬，体温骤降，摸起来就像冰柱一样。令我十分惊讶的是，它们还活着。"

布卢姆很快将内啡肽产生的奇特效果称为"蜡质可塑性"（后又称之为"蜡质可变性"）。春去夏来，关于蜡质可变性的问题变得更加令人好奇。他同史蒂夫·亨里克森（Steve Henrickson）一起将大鼠连接到脑电图（electroencephalogram，EEG）设备上。在注射 β–内啡肽后的几分钟，动物除了到处嗅闻和梳理毛发之外，没有表现出任何异常，但或许它的内心世界已经达到了超自然的程度。"这只动物什么都没做，但它的大脑却能给一整个村庄供电，"布卢姆回忆道，"脑电图的记录笔在纸上肆意游走，墨水到处飞溅。我们不敢相信，它的大脑正在发生着如此剧烈的活动。"

通常在如此高振幅的放电后，大鼠会变得"蜡质"化，脑电图趋于平缓。布卢姆说，就好像"它的海马脑区短路了。"然而，动物对视觉、听觉和嗅觉响应的脑电波并未受到影响，大鼠甚至能感知到亨里克森衬衫上的图案，并在脑电图上清晰地显现出来。强光和响亮的声音会唤醒动物，此外吗啡拮抗剂纳洛酮也会唤醒动物，布卢姆发现，纳洛酮给动物行为带来了新的变化。

布卢姆说："这是一种极端的紧张性精神分裂症，你可以通过注射少量纳洛酮来进行治疗。动物一开始的正常状态变成僵直状态，再恢复正常……就像这样。"

布卢姆和吉耶曼讨论了实验结果的意义。自从内啡肽被发现以来，科学家认为它能够帮助生物镇痛。然而，布卢姆的"蜡质"大鼠既能在脑电活动爆发时四处嗅闻和梳理毛发，又能成为蜡质状态被拉伸后安静地躺在书脊之间，促使这两位研究者对内啡肽仅用于镇痛的狭隘观点进行了拓展。

显然，这些动物并未感受到疼痛，但它们的怪异行为和大脑中类似癫痫发作般的脑电活动表明，内啡肽具有镇痛以外的其他功能，这些功能是科学家最初研究脑源性阿片肽时完全无法想象的。

1976 年 7 月，罗歇·吉耶曼带着布卢姆早期的研究结果（以及一张被书脊支撑着的"蜡质"大鼠的幻灯片）来到斯特拉斯堡。他公开宣布，他们的研究表明内啡肽与某种形式的精神疾病存在关联。在会议中，瑞典生物化学家拉尔斯·特伦纽斯也首次披露了自己所在的瑞典乌普萨拉研究小组的研究成果。乌普萨拉研究小组发现，慢性疼痛综合征患者体内的内啡肽水平较低，而精神分裂症患者的脑脊液中检测到高于正常水平的内啡肽，研究小组已经开始用拮抗剂纳洛酮进行小规模的试验，测试能否缓解部分精神分裂症患者的症状。吉耶曼和在座的其他观众看到这些结果后都震惊得目瞪口呆。研讨会结束后，吉耶曼匆匆离开了房间。

****

精神分裂症患者所经历的疼痛与正常人不同，这是一个被普遍观察到却无法解释的事实。自 1964 年起，拉尔斯·林德斯特伦（Lars Lindstrom）就认识特伦纽斯，那时他是特伦纽斯在药理系的学生。1974 年，拉尔斯·林德斯特伦在乌普萨拉精神病研究中心（the Uppsala Psychiatric Research Center）进行精神科住院医师培训，他回忆起在研究中心第一年遇到的一个异乎寻常的案例：

我看见有个患者在抽烟，接着我闻到一阵奇怪的气味。原来，他把香烟吸到尾部，都烫到手指了却没反应。当我提醒他时，他答道："哦，真是哈。"然后用手指掐灭了香烟。

特伦纽斯和阿涅塔·瓦尔斯特伦所观察到的高内啡肽水平可能是造成这种麻木的原因，但它们也会产生患者的症状吗？林德斯特伦在研究中心的一位资深同事拉尔斯·贡内（Lars Gunne）认同这个观点。几年前，他曾对疼痛患者和成瘾患者进行了一系列实验，在他们中使用了一类名为混合激动剂－拮抗剂的新型药物。这种药物是强效的麻醉镇痛药，比人们预期的更不易成瘾，因为它们在一定程度上抵消了部分吗啡的作用，但也会导致各种奇怪且不友好的副作用，于是在临床上被认为无效。在早期的临床试验中，一名测试中的病患经历了清醒时的噩梦，她感到自己"正在膨胀和爆炸"；而另一个患者产生了幻觉，认为"大家追赶着我，把我逼入绝境"。这些都是典型的反应。大多数试验对象都认为，他们宁愿忍受疼痛也不愿意服用这种药物。

事实上，混合激动剂－拮抗剂药物在阻断疼痛的同时，也会引起类似精神病的症状。此外，坎达丝·珀特等人也观察到，阿片受体和内啡肽集中分布在边缘系统（即与情感和情绪行为相关的脑区），这让内啡肽与精神分裂症之间的关联看起来不那么牵强了。也许纳洛酮作为吗啡拮抗剂，能阻断内啡肽的效果，从而减轻精神病患者的症状，如果这一切成立，这个理论将为新型的治疗方法打下基础。

1976 年 5 月在乌普萨拉，六名患者被试被选中进行试点研究。他们的"靶症状"是存在幻觉，其中四名患者被试持续出现幻听；一位患者被试会听到钟声；最后一位患者被试会产生妄想，经常会看到一名叫安娜的女孩出现在她面前，恐吓她和折磨她。

林德斯特伦回忆道：

我们使用了大约两倍剂量的过量纳洛酮，这个剂量能让海洛因成瘾患者戒掉毒品。第一个患者是一位年轻人，整日整日地幻听。在注射完纳洛酮的一分钟后，他坐在床上盯着我。我问："怎么样了？"我并不期待马上就会出现疗效。他回答道："声音消失了！"他的脑子里终于清静了。

90分钟后随着药效开始消褪，患者被试告诉林德斯特伦，幻听回来了但"几乎听不见，像是从遥远的地方传来的那样"。六个小时后，声音恢复了之前的强度。

在接下来的几天里，林德斯特伦测试了其他的患者被试，结果同样令人震惊。四名产生幻觉的患者被试都以各种惊讶的表情表示，幻听和钟声都消失了。被视幻觉困扰的年轻女性被试告诉林德斯特伦"安娜离开了她"，这是几周以来的第一次。拉尔斯·特伦纽斯后来回忆说："我感到我们做了件非常重要的事。一切都合情合理，就是有点太梦幻了。"

但这些结果也只是凭经验得出的，由于实验没有设计恰当的对照组，因此受到了批评和质疑。出于这个原因，特伦纽斯在斯特拉斯堡只是非正式地展示了成果。巧合的是，他抢了吉耶曼的风头。

同年11月，《科学》杂志发表了弗洛伊德·布卢姆关于"蜡质大鼠"实验的文章，推测动物体内的β-内啡肽反应与精神分裂症的某些方面相似，因此乌普萨拉实验室正在大规模地开展对纳洛酮的后续测试。为了确保研究中消除一切可能的偏见和预设，他们采用了双盲实验，即实验人员和患者被试都不知道自己是分在纳洛酮组还是生理盐水安慰剂组。这次的实验结果是令人失望的：纳洛酮对于阻断患者产生幻觉的效果并不比生理盐水更好。

与此同时，李卓皓实验室关于 β–内啡肽最终测试的准备工作也在纽约秘密进行。在没有得到政府批准的情况下，这些针对精神病患者的实验将在几个月后才能完成，同行开始称这个颇具争议的混乱局面为"内森·克兰骗局"。

****

内森·克兰一直对麦片粥情有独钟，1977 年的秋天，他每天早上都喝麦片粥。他以对麦片粥那样汹涌澎湃的热情，试图说服持怀疑态度的精神病学界：使用药物治疗精神障碍会比精神分析疗法的效果更好。

克兰年近 50，他身材矮小、精力充沛。浓密卷曲的白胡子和时髦的长白发让他的外貌带有父权制的特征——有些像查尔顿·赫斯顿（Charlton Heston）饰演的摩西[①]。克兰一边在厨房里忙活着，一边和安静地坐在餐桌旁的海因茨·莱曼（Heinz Lehmann）攀谈着。莱曼早就知道，和克兰聊天就是听一场冗长的独白。

莱曼比克兰年长几岁，彬彬有礼，说话温和，头发稀疏斑白，留着由理发师修剪没有过度造型的发型。他在第二次世界大战期间离开了欧洲，定居加拿大蒙特利尔市，在麦吉尔大学（McGill University）任职精神病学教授。过去几年，他每周都在纽约奥尔巴尼举办研讨会，于是经常从那里前往曼哈顿与克兰会面。

[①] 查尔顿·赫斯顿在美国 1965 年出品的影片《十诫》（*The Ten Commandments*）中饰演希伯来人的先知摩西。——译者注

莱曼和克兰是老朋友，虽然二人性格迥异，但是他们有很多共同点。两位都是精神病学家，深入参与了首批精神疾病药物疗法的开发，是这一领域的先驱者，并蜚声国际。

1956年，两人在位于美国纽约时代广场（Times Square）的阿斯特酒店（Astor Hotel）首次见面。不久之后，他们各自都取得了非常重大的进展。第二年，克兰因开发了名为利血平的药物，而莱曼则因将氯丙嗪引入临床精神病学共同获得了美国最负盛名的医学研究奖——拉斯克奖（the Lasker Prize）。

这些药物不仅是镇静剂，同时也是真正的抗精神病药物：它们不仅能平复亢奋的患者，还能使内向寡言的患者更加活跃。尽管药物对身体产生了一些令人不安的副作用，但它们极大地改善了严重精神紊乱患者的症状。在引入药物治疗以来的20年里，美国精神病院的患者人数减少了三分之二；100万人因此恢复到了可以过上正常的生活。内森·克兰和海因茨·莱曼引发了一场精神病学的医疗革命。

克兰凭借发明异丙烟肼再次获得了拉斯克奖。异丙烟肼是一类被称为单胺氧化酶抑制剂（monoamine oxidase inhibitors，MAOI）的化合物中的第一种，可用于抗抑郁症。然而这次获奖被搅了局，他的一名助手哈里·P.卢默（Harry P. Loomer）起诉了克兰和拉斯克基金会。卢默称，克兰声明的功劳完全归他自己所有属于"伪造和欺骗"，实际上实验是由他和另一位研究人员完成的。克兰后来承认了卢默的工作，诉讼也因此被撤销。

几乎与此同时，莱曼也在悄悄地测试第二类抗抑郁药——三环类药物。与单胺氧化酶抑制剂相比，三环类药物能产生同样的、近乎神奇的逆转抑郁症症状的效果，而且副作用更小。出于未明原因，单胺氧化酶抑制剂与切达干酪、鸡肝或腌制鲱鱼等食物一起服用会引起从轻度头痛到脑出血不等的副作用。

20 世纪 60 年代初，克兰曾倡导使用锂治疗躁郁症，他满腔热忱地游说了几家制药公司，说服他们支持金属盐的研究，尽管这类药物常见且不具有专利，也因此无利可图。在此期间，克兰深入参与了至少十几种新型精神病药物的引入与评估。

比起谨慎、保守的临床医生海因茨·莱曼，内森·克兰自职业生涯的起步阶段开始就是一个热衷高调做事的倡导者。他接触政府、制药公司和媒体的高层人士，并公开享受着象征成功的待遇——美食、美酒和高雅聚会。他的朋友圈远不止科学界和精神病学界，还包括电视脱口秀主持人迪克·卡维特（Dick Cavett）、美国小姐贝斯·迈尔森（Bess Myerson）、知名经济学家戴维·梅里克（David Merrick）、美国音乐大师伦纳德·伯恩斯坦（Leonard Bernstein）以及大制片人戴维·苏斯金（David Susskind）等名人。

"他是一个政治人物。"他的女儿玛玛·安德森（Mama Anderson）说，他热衷于组织、动员和幕后操纵。莱曼也曾回忆说，克兰是个"行动派"，他思维跳跃，有着骑士般的态度和商人般的傲慢，这有时会让他的好朋友感到不安。例如，克兰曾以典型的无拘无束的措辞建议说："既然水的氯化和硼化已被普遍接受为健康措施，为什么不在供水中加入锂呢？"

他的批评者称他为"野人"。在科学术语中，"野人"的具体含义是指一个人的临床研究无论多么具有示范性，但由于证明方式太过于粗糙随意，也几乎毫无用处。

1976 年秋，克兰担任洛克兰德研究所所长，这是一家由他在 1952 年创办的、受纽约州资助的研究所，旨在探索精神疾病的新疗法。他还在曼哈顿上东区的一处办公套间里开设了一家大型的私人诊所，该诊所距离他家只有 10 分钟的步行距离。克兰的公寓位于东六十六街一栋豪华高层建筑的 12 层，宽敞舒适，里面摆设着考究的现代家具和厚厚的地毯，最中间放置了一台大型彩色电视机和一套昂贵的音响系统。克兰几年前离婚后，根据个人喜好在公寓里添置了一些装饰物，其中包括挂在墙上的一块斑马真皮地毯，以及琳琅满目的非洲和大洋洲的民间艺术品，它们占据了客厅的好几个玻璃柜。穿过滑动的玻璃门可通往宽阔的露台，在那里曼哈顿的美景一览无遗。

那年秋天，莱曼几乎每周都来拜访克兰。他通常会在客卧留宿，既省去了入住酒店的昂贵费用，又能最大限度地利用时间进行讨论，他们的讨论日益热烈。克兰的女儿玛玛回忆说，在这段时间里，她常常发现他们能一直聊到凌晨 2 点，6 点早餐时又接着继续讨论。就在那个秋天，他们的话题集中在一个主题上，即在人体上测试 β–内啡肽。

****

尽管克兰和莱曼发现的利血平、氯丙嗪、单胺氧化酶抑制剂、锂以及其他治疗药物毋庸置疑都是有效的，但在开发药物时，两位科学家并不知道它们是如何发挥作用的。海因茨·莱曼解释道："关于大脑及其疾病的认识已经颇为深入，但是在大脑中的化学成分方面却鲜有数据；我们作为临床医生发现这些药物发挥了'魔力'，只有在这个时候，生物化学家才开始探究药物的作用，他们发现药物影响了神经递质。"

自 1963 年以来，神经递质多巴胺的作用就一直受到研究人员的关注和研究，当时一个瑞典的科研团队证明了莱曼的药物氯丙嗪可以阻断多巴胺受体。因此，氯丙嗪及类似的抗精神病药物可以通过调节多巴胺分泌过剩来进行治疗的理论广泛流传。但到了 20 世纪 70 年代，大家已经明确知道多巴胺并不是唯一一种参与精神疾病的化学物质。

尽管药物疗法取得了巨大的成功，但仍有部分患者（仅在美国就有 33 万名）仍然在精神病院中接受治疗，他们对多巴胺阻断治疗没有显著的反应。

海因茨·莱曼回忆道："我们之所以对 β–内啡肽感兴趣，有部分原因是一些患者对以往有效的药物都没有反应。因此，作为新的大脑化学物质的内啡肽，或许就是缺失的一环。"

1976 年的 11 月，莱曼和克兰共进早餐已成为日常，弗洛伊德·布卢姆的"蜡鼠"实验也发表了。和布卢姆一起在《科学》杂志上发表的另一篇背靠背论文同样报告了类似的发现，该论文的主要作者是靖子·雅凯（Yasuko Jacquet），她是洛克兰德研究所的研究人员，也是克兰的同事。那年年初，雅凯从李卓皓那里弄到了少量 β–内啡肽样本，雅凯以微克的剂量在大鼠中给药，试图缓解大鼠的疼痛。

大鼠的表现和布卢姆在动物身上观察到的"蜡质可变性"一致。通过这个实验，布卢姆认为内啡肽水平升高可能会引发精神疾病的症状和体征，然而雅凯得出的结论截然相反。雅凯指出，大鼠的行为与注射了抗精神病药物氟哌啶醇的动物相似。她认为，缺少内啡肽反而可能会导致精神病；β–内啡肽本身可能就对患者有益。

"大鼠实验对于人类患者来说毫无意义，"海因茨·莱曼回忆说，"我们只想，'这是一种有效的新物质，我们想尝试一下'。"克兰和莱曼相信其他人也在考虑类似的事情，于是紧锣密鼓地筹备对精神分裂症患者的 β-内啡肽测试。

"科学家都有一股青少年般的竞争意识，"内森·克兰曾说，"我们都想做第一，而且把开创新事物当成一件乐事来做。因此，我们决定在人体实验中超越其他人。我们知道，没有人会怀疑我们。虽然我们不是所谓的'内啡肽俱乐部'的一员，但是我们仍然觉得自己在和他们赛跑，并且抱着必胜的决心。"

为了达到这一目标，他们需要李卓皓的帮助。

李卓皓几乎垄断了美国的 β-内啡肽，但他不出售这种珍贵的材料。为了让他的"幸运"肽获得最大的科学和公众影响力，他严格地管控着对其他科学家的分配，这一策略被他的同事嘲讽为"李氏原则"。李卓皓的既定目标是成为将 β-内啡肽用于人体测试的第一人。只不过，他的兴趣主要在于缓解疼痛，而不是在治疗精神失常上。

作为第一步，1976 年 4 月李卓皓给霍勒斯·洛（Horace Loh）送了些人造 β-内啡肽进行动物试验。洛是一位阿片类药物的研究者，也是李卓皓在加州大学旧金山分校医学中心的旧识。β-内啡肽的效果十分积极：当将其直接注射到大脑内后，人工合成的 β-内啡肽的效果是吗啡的 18 ~ 33 倍。

更重要的是，洛的后续实验表明，尽管静脉注射 β-内啡肽的效果大打折扣，但它仍然比几乎所有已知的麻醉剂效果强三到四倍。这是 β-内啡肽应用于未来任何人体研究的关键考虑因素，因为采用静脉注射比直接将化合物"注入"大脑中要更为实际。

同年 9 月，在洛的动物研究发表后不久，加州大学洛杉矶分校医学院的疼痛专家唐纳德·卡特林（Donald Catlin）加入了研究团队。洛和卡特林是老朋友，洛还是卡特林的一个孩子的教父，他们在国际麻醉品研究俱乐部举办的艾利会议期间共住一室，卡特林也是在那里首次接触到了内啡肽。

从那以后，卡特林一直热切地关注着这个领域。"洛的论文证明了静脉注射 β−内啡肽的有效性，这让我很兴奋。"他开始每天给洛打电话，希望联系上李卓皓。卡特林想和李卓皓谈一笔交易。

自从生育药物沙利度胺的悲剧①发生以来，美国对计划在人体上测试新药的科学家实施了严格的规定，要求科学家出具书面方案说明测试的原因和方式，还需要在动物实验中该药品的安全性证据，以获得位于马里兰州罗克维尔的美国食品药品监督管理局（the Food and Drug Administration，FDA）的批准。即便是像内啡肽这样的天然产物也需要遵循一样的流程。在获得美国食品药品监督管理局批复之后，才能获得"研究性新药"（investigative new drug，IND）的许可证，然后实验者才能被授权进行人体试验。

卡特林告诉洛，他会负责李卓皓要求的所有文书的工作。卡特林回忆道："我说了我会收集所有的文献，以说服美国食品药品监督管理局相信 β−内啡肽应用于人体测试非常安全。有幸的话，我将成为第一个将它应用到人体试验的人。"

---

① 20 世纪 60 年代，西方国家发生了因孕妇服用沙利度胺（反应停）治疗妊娠呕吐而导致海豹肢畸型儿发生率增高的事件。——译者注

六个月过去了，卡特林没有收到回音。洛告诉他，或许他并没有向李卓皓表达清楚，于是卡特林又将计划解释了一遍，让洛传话给李卓皓。"这似乎引起了李卓皓的注意。"卡特林回忆道。1977 年初，李卓皓告诉卡特林可以开始为人体测试制定美国食品药品监督管理局所要求的方案，但与此同时，李卓皓自己已经朝着同样的目标迈出了非同寻常的两个步骤。

1976 年的 12 月，李卓皓与克兰和莱曼讨论了人类实验的计划。克兰邀请李卓皓到纽约，并在克兰的公寓安排了晚宴。三个人都对在精神病患者中测试 β–内啡肽的想法非常感兴趣，特别是应用于那些对其他药物没有反应的患者。

在克兰和莱曼完成了他们最著名的工作后，美国食品药品监督管理局颁布了人体测试的新规定，克兰对新规定愤愤不平，将其称为"美国食品药品监督管理局的第 22 条军规①"。不过他似乎对如何应对此规定尚无头绪。莱曼回忆，他们对是否有必要获得美国食品药品监督管理局的批复进行了讨论。毕竟，这是"治疗，而非计划出来的研究。一名医生有义务使用任何方法来帮助病患，不是吗"。

李卓皓没有表示反对。在莱曼看来，李卓皓和他们两位一样渴望开始测试，他同意向他们提供 β–内啡肽。

李卓皓在旧金山的同事知道克兰"野人"的名声，希望李卓皓能回心转意，不和他们合作。"没事，"李卓皓对他们说，"克兰非常勇敢。"

在克兰和莱曼等待着李卓皓的关键资源时，李卓皓的技术人员在忙着合成一种新的 β–内啡肽。合成的工作进度不可避免地慢了下来，而且并

---

① 第 22 条军规指一个无法解决的两难境地或者进退两难的局面。——译者注

非所有的材料都是为了纽约的实验而制。

那年冬末,李卓皓还和美国最著名的脑外科医生之一细渊义雄(Yoshio Hosobuchi)展开了合作。细渊在旧金山正在进行脑电刺激镇痛的实验,在严重的慢性疼痛患者中缓解疼痛。他已经对六名癌症晚期患者上进行了头部手术,这些患者即使服用高剂量的麻醉剂也无法缓解疼痛。细渊通过在患者的头骨上钻孔,将精细的电极植入了脑室周围和中脑导水管周围的灰质中。

这是一个微妙而诡异的过程。由于脑组织无法记录感知或感受到疼痛,所以只需要对头皮进行局部麻醉。在手术过程中,患者完全保持清醒,并向细渊报告他们的感觉。这是必要的,因为电极的轻微错位就会带来与预期截然相反的疼痛反应。电极植入后,患者可以通过调节床边的小型电刺激发生器来自行进行脑部刺激。

细渊的成果非常令人鼓舞。六名患者中有五名报告疼痛完全缓解,而且在停用其他药物后也完全感觉不到疼痛。他们的感觉更好,食欲改善,睡得也更安稳了。

这些患者为李卓皓卓皓提供了独一无二的机会,在 1977 年年初,他反复与细渊讨论实验的可能性:"细渊把精细的电极放入脑中。既然那里已经有一个洞,为什么不滴入一滴 β–内啡肽呢?"

细渊不愿在未经加州大学的许可下实施李卓皓的建议。李卓皓劝告他:"别害怕,什么都不会发生,我会照顾好他们的。如果药物发挥作用了,你就不必担心;如果它没有效果,那也没人会知道。"

尽管如此,细渊还是获得了大学的许可,并进行了测试。细渊后来写道，结果很不错，但除了缓解疼痛外，他的一些患者还报告了头晕、恶心和浑身刺痒的灼热感。

唐纳德·卡特林在一无所知的情况下，开始着手申请对李卓皓的化合物进行人体测试所需的新药研究许可证。1977 年 4 月 30 日，卡特林寄出了申请，5 月 5 日，他收到了美国食品药品监督管理局寄来的申请已签收的明信片。

根据明信片上列出的程序，他要等一个月。如果到那时他没有收到美国食品药品监督管理局的进一步通知，他可以认为他的新药研究许可证已经获批，接着就可以开工了。卡特林一直等到 6 月 6 号（一个月零一天），在没有收到美国食品药品监督管理局进一步通知的情况下，开始对三名癌症晚期患者进行 β–内啡肽测试。

卡特林的程序和细渊的不同。他通过静脉输注将剂量为 30 毫克的 β–内啡肽通过导管注入患者的手臂静脉，过程持续数小时。采用这种方式，每天一位患者进行为期三天的测试，三位患者都报告疼痛得到了至少中度的缓解。但样本量太少，结果不够明确，导致无法得出任何确切的结论。

在完成首轮测试没几天，卡特林收到美国食品药品监督管理局的通知，要求他停止工作。新药研究许可证最终未能获批，因为他的动物研究证明不充足。他必须在猫身上测试 β–内啡肽，完成对大鼠一样的实验，才能获得最终批复。

在卡特林寻找实验室空间、猫和助手的时候，他从霍勒斯·洛那里得知了第一个传闻：纽约已经在进行 β–内啡肽的人体测试。

****

到了 1977 年 4 月中旬，克兰频繁致电李卓皓，有时每天打两通电话，催促他的实验加快合成进度，以便自己能开始进行实验。李卓皓回忆道，听起来克兰忧心忡忡。私底下，克兰透露他担心李卓皓已经不再热衷这个项目了。

6 月，包裹终于送到了克兰办公室，里面装着一个小小的琥珀色的瓶子，上面标着 "β‒内啡肽，30 毫克"。接下来的两个月，第一次秘密测试开始实施了。

克兰从自己的私人诊所中选了六名男性患者作为测试者，其中包括三名精神分裂症患者和三名对现有药物疗法有耐药性的抑郁症患者。患者及其家属同意使用一种 "实验性化合物" 进行治疗，克兰强调这种化合物是一种全新的、极其昂贵的药物，每次治疗的费用从 400 美元到 3000 美元不等，但他们是免费的。

克兰认为提供这些说辞是必要的。海因茨·莱曼解释说："否则，大多数人都不想当实验品。"但是提高患者及其家属的预期的同时，也会让他们产生相当大的潜在偏差，可能会导致结果无效。

另一位测试者叫爱德华·拉斯基（Edward Laski），他是克兰的朋友和同事。拉斯基神情严肃，长着浓密的眉毛和大胡子，是阿尔伯特·爱因斯坦医学院（the Albert Einstein School of Medicine）的副教授，34 岁，身体健康。他将作为 "对照组" 成为第一位接受 β‒内啡肽治疗的正常人。

试验于 6 月 29 日和 30 日在克兰的东区办公室进行。为了记录下患者数小时的反应，他自费投资了上千美元购置了一套先进的闭路录像系统。患者的情况通过电视监视器在隔壁房间显示，以供其家人监控。

每位患者坐在椅子上，面对摄像头。他们一只手臂的静脉插着导管，用于输送该化合物；另一只手臂上也挂有一根导管，用于在整个过程中采集血液样本。患者的二头肌上缠着充气橡胶袖带，用来测量血压。氧气罐和注射器（装有肾上腺素和阿片拮抗剂纳洛酮）置于摄像范围之外的不远处，以防紧急情况发生。

莱曼说："我们不知道会发生什么，他们的血液变绿都有可能。"

在录像状态下，当患者精神状态不佳时，克兰首先与每位患者进行面谈，再给测试者注射 10 分钟的安慰剂生理盐水，然后与测试者进行第二次精神病学面诊。最后，将小剂量（1.5 毫克）的 β－内啡肽会输进测试者的手臂。几分钟后，克兰再逐一与患者进行面谈。

克兰诊室录像带记录到一位抑郁症患者微笑的情景，其他情况则没有明确定论。如果要说有什么变化，那就是有三名精神分裂症患者的情况似乎更糟了。

第二次测试定于 7 月 12 日进行，其中，克兰想用更高剂量（3.9 毫克）重复实验，但他们的 β－内啡肽存货基本用完。克兰致电李卓皓，力争不管结果多么不明确，都值得进行再次测试。李卓皓被他说服了，又给克兰额外提供了 130 毫克的 β－内啡肽。

重新测试这些化合物时，最令人震惊的结果来自一名叫布莱恩的精神分裂症患者。克兰和莱曼后来报告说："在使用了约 4 毫克 β－内啡肽后，他看起来完全不一样了。他变得更有活力，时常微笑，说话流畅，而且语速比平时快得多。他谈到了对未来的规划，传递出充满希望的态度，还提到不再害怕别人对他评头论足。"

然而，其他测试的患者都没有效果。对照组爱德华·拉斯基却经历了一种"精神恍惚、如同在船上漂浮的感觉"。他说："这种感觉对我来说并不好，不像喝醉了，也不像一觉醒来精神焕发的感觉。"

事实上，在输液的时候，拉斯基感到一种强烈的"茫然感"。这种奇怪的状态持续了五个小时，然后突然消失了，就像被切换了开关一样。

精神分裂症患者布莱恩继续好转。几天后，在一次随访录像画面中，他告诉克兰，当他在收音机里听披头士的歌曲《昨天》（*Yesterday*）时，他多年来第一次喜极而泣，因为他知道"昨天"已经过去。在接下来的几周，随着他的病情持续好转，他的家人报告"布莱恩又变回原来那个他了"。

精神分裂症患者确实偶然会出现间歇性奇迹般的好转，有时只是因为他们的医生开始重视并关注他们，克兰和莱曼也无法证明这种改善是不是由输注 β-内啡肽带来的。在接下来的几个月里，克兰推出了"内啡肽疗法"，使得录像带里的布莱恩成了新闻界和科学界的明星。

****

1977 年 7 月 13 日晚上 10 点 30 分左右，纽约市发生了大停电。灯光先是变暗，然后又短暂亮起，随后整个曼哈顿突然陷入一片黑暗之中。当时，内森·克兰和海因兹·莱曼正在东七十七街克兰的办公室。灯光熄灭时，莱曼正坐在打字机前，他花了六个小时一直在撰写和修改一篇关于他们实验成果的论文；而克兰正在与芝加哥《普通精神病学档案》

（*Archives of General Psychiatry*）杂志的编辑丹尼尔·X. 弗里德曼（Daniel X. Freedman）通话，这是当天他和弗里德曼几次电话交谈的最后一次。

克兰急于尽快发表他们的成果。在过去的一个月，为了这个重要时刻，他一直在给弗里德曼做铺垫，但弗里德曼还是持保留意见。弗里德曼认为，这项研究缺乏一个良好的系统设计，他建议他们将其发表在英国医学杂志《柳叶刀》（*Lancet*）的"书信"版块，他认为发表在那里会有"较少的阻碍"。

克兰在电话中不断强调报告发表的紧迫性。"测试已经完成。"他这样告诉弗里德曼，他们的 β – 内啡肽已经用完了。甚至好几个月都无法再进行进一步的研究，期间有人可能会做一样的事情，到那时再发表他给弗里德曼提供的"独家新闻"就为时已晚了。

弗里德曼认识克兰已有 20 年了，他敬重克兰的卓越成就，但他也习惯了克兰的言过其实和自我吹嘘。"你得像克兰一样疯狂，否则实验还需要再花五年才能完成。"弗里德曼评论道，"我不想帮他出风头。"

弗里德曼对这一研究结果仍然将信将疑，即使在他同意发表文章之后，他仍然要求科学家们加入一份免责声明，来详细说明研究的不足之处。克兰同意了，他和莱曼赶紧写了一段补充说明：解释这项研究是基于有限的样本进行的；一些患者正在接受其他药物治疗；在第一轮的测试中使用的 β – 内啡肽剂量可能低于引发反应所需的最佳水平；即使在较高剂量下，也并非所有患者都有反应。当莱曼在打字机上打出这段警示文字，克兰与弗里德曼在电话中一起讨论时，突如其来的停电戏剧性地结束了这一天。

当晚 11 点，一位来自快递公司 Purolator Courier 的邮递员到办公室取走了一个寄往芝加哥的包裹，消失在漆黑的城市中。他们步行一段短短的路程回到克兰的公寓。莱曼回忆道，街上的景象令人难以置信，这是他第一次在曼哈顿的天空中看到星星。在路上，他们遇到了电视脱口秀主持人迪克·卡维特，他是内森·克兰的邻居和朋友。

莱曼之前见过卡维特，当时卡维特说服克兰让他录了一些与精神分裂症患者的访谈。"那不是为了他的节目，他只是出于好奇，"莱曼说，"多数情况下，他做得很得体，他小心地进行着与临床诊断无关的采访。后来，当我再次见到那些患者时，他们告诉我，'我和迪克·卡维特聊过，他说我应该离开我妈妈家'，这些建议出于好意但并不可取。因此我不得不取消与他的这部分访谈工作。"

为了防止莱曼和克兰途中遭遇到劫匪，遛着大型犬的卡维特自愿陪他们走回克兰的公寓楼。他们拿着借来的手电筒，把克兰的车开出车库，来到新泽西州一家仍有灯光的餐厅。当他们终于吃完晚饭时，已经是后半夜了；当他们回到这个仍然漆黑一片的城市时，已经是凌晨两点多了。

莱曼和克兰点燃了他们在路上买的蜡烛，费力地爬到克兰位于 12 层的公寓。次日清晨，电力仍未恢复，他们只能再次走楼梯下来。当他们后来得知自己的研究论文已经在送往芝加哥的路上，他们感到宽慰。

****

那年夏天，李卓皓向克兰和莱曼提供的第三批 β–内啡肽，总量超过了 200 毫克，价值约 8 万美元，占世界上珍贵的 β–内啡肽储备的一大部分。共有 14 名患者接受了输注化合物的测试。结果偶尔很有趣，但始终令人怀疑。

到了 8 月，克兰安排的关于实验的新闻报道出现在媒体上，这发生在唐纳德·卡特林为李卓皓申请的新药研究许可证最终获批的几周后。美国食品药品监督管理局调查人员在此时联系了李卓皓，他们想知道内森·克兰是如何获取他所使用的 β–内啡肽的。与此同时，克兰和莱曼的研究发表在了 1977 年《普通精神病学档案》的 9 月刊上，在国际麻醉品研究俱乐部的成员中引起轩然大波。

丹尼尔·X. 弗里德曼回忆说："内啡肽学界的感觉普遍是'这些野蛮人竟然敢玩弄我们的东西'。"有研究人员评论："他们太草率了，在完全不知道自己在做什么的情况下，就把这些东西注射到患者体内。"

尽管前方问题重重，但内森·克兰选择了视而不见；相反，他继续行动，忙于打电话和写信，利用自己广泛的人脉发起了一场大规模人体 β–内啡肽测试的新运动。

李卓皓曾告诫他"等一等，行动放慢"，但克兰听不进去。"他太喜欢暴露在聚光灯下了，他希望制造轰动。这是临床科学家的问题所在。他们想要归属感，想出名，想要的越来越多。"

但李卓皓评论时也许没有把他自己在 1977 年秋冬推广 β–内啡肽的热忱考虑进去：当时他一直在热心推广 β–内啡肽，被一位同事描述为"到处和大家说 β–内啡肽几乎是灵丹妙药，能够使众生受益"。然而，就在那年的 12 月初，在波多黎各，事情陷入了僵局。

作为美国年度神经药理学年会的组成部分，精神健康研究研讨会的内啡肽分会于 1977 年 12 月 10 日至 13 日在波多黎各圣胡安的加勒比希尔顿

（Caribe Hilton）酒店举行。克兰精心策划了这次研讨会，满怀希望此交会议能成为具有里程碑意义的事件。克兰在 β–内啡肽工作启动前就制订了计划，一开始计划的与会人员约为 30 名。当会议焦点转向脑源性阿片肽和精神疾病时，参会人数爆涨到了 150 人，其中还包括三名记者。

克兰向内啡肽领域多位著名的科学家发出了邀请，阿夫拉姆·戈德斯坦、阿涅塔·瓦尔斯特伦、坎达丝·珀特和弗洛伊德·布卢姆都同意出席。汉斯·科斯特利茨虽然确信内啡肽不只局限于缓解疼痛的作用，但他还是拒绝了克兰的邀请，他不想与这种"不科学"的活动有任何关系。一位精神失常的患者曾经给约翰·休斯寄了一大摞信件，恳请对他进行治疗，休斯也因此拒绝了出席会议。

所罗门·斯奈德也没有出席。他说："我对此事仍持怀疑态度。当你着手研究精神分裂症的生化机制时，这个想法十分有影响力。但当本应出现在科学文献中的文章发表在媒体上时，可能会让人错意生出虚妄的希望。"

克兰还邀请了美国国家精神卫生研究所（the National Institute of Mental Health）、美国食品药品监督管理局以及制药行业的代表参加圣胡安会议。他的宏伟目标是获得来自科学界的赞同与支持，拿到制药公司的资金并与之合作，最后能得到美国食品药品监督管理局的同意推广 β–内啡肽研究——这完全是基于他和莱曼对 14 名患者的研究筑造出来的空中楼阁。莱曼说："的确是我们在推动这件事情。"

12 月 10 日下午，加勒比希尔顿酒店主会议室旁的宴会厅里正在举行一场婚礼，隔着墙壁都能听到音乐和欢笑声。会议室内座无虚席，李卓皓双臂交叉，入座前排；海因茨·莱曼在第二排就座；坎达丝和阿古·珀特夫妇在他身后的过道旁落座；阿夫拉姆·戈德斯坦在后排坐立难安，随时准备发难。

身着灰色格纹运动外套、潇洒的内森·克兰博士登上讲台，以一篇关于 β–内啡肽治疗奇迹的主旨演讲拉开了会议的序幕。

他自信地告诉与会者："β–内啡肽像抗精神病药一样，具有镇静、抗焦虑和抗抑郁的作用。"他随后又补充说，这种物质不会产生不良反应，也没有副作用，似乎不会成瘾。克兰打趣道，没有一个患者"是为了享乐而不是治疗"回来就诊的。

随后他为大家播放了录像，但评论褒贬不一。在阿涅塔·瓦尔斯特伦看来，这些研究结果令人信服；而弗洛伊德·布卢姆不认同："β–内啡肽对患者的作用不好说，但它肯定不能称作'灵丹妙药'。"

克兰刚结束演讲，阿夫拉姆·戈德斯坦就站起来。他在开头的 10 分钟带有讽刺性地抨击克兰的演讲，但他越说越愤怒，声讨越来越激烈。

"大量稀缺且昂贵的合成 β–内啡肽被用于一项理论上无法产出关键成果的实验……这项研究毫无意义。"他宣称，"我们不需要成千上万份描述与不明飞行物接触的文章，我们需要的是一份明确的说明，要清楚地表明与飞碟有接触。"他继续否认了所谓的积极疗效，"众所周知，如果精神科医生与一位产生幻觉的患者交谈，该患者会暂停与幻听的对话，转而开始与精神科医生对话。"不过，他最愤怒的是在仲夏时围绕 β–内啡肽首次人体试验的宣传报道。戈德斯坦谴责克兰"在没有可靠科学证据的情况下提高了公众的期待"，他坚决断言这种做法"从长远来看，对科学毫无裨益"。他认为，这项研究本不该发表，更不该被宣传。

爱德华·C. 托克斯（Edward C.Tocus）是出席会议的美国食品药品监

督管理局代表之一，他随后加入了抨击行列。他告诉与会者，美国食品药品监督管理局认为，由于克兰和莱曼的研究结果没有基于正确的科学方法，因此相关的发现"不会被承认"。他随后解释道："患者被带出自己的病房，被告知这是一种神奇的新药。这些行为都会导致结果的偏差。"

克兰尝试化解这些批评。"我们的动机仍然是治疗患者，而不是做实验，"他反驳道，"迅速发表文章和在媒体上宣传报道是必要的，是为了与他人沟通并让人们放心地进行临床研究。"

然而，托克斯与美国食品药品监督管理局的立场是，如果要开展 β-内啡肽的大规模测试，需要先进行大规模的动物测试，这类研究不能仅依据克兰的说法而草草推进。

这个消息不仅对内森·克兰来说令人沮丧，对与会的其他人也是如此。至少 20 名研究人员举手表明，他们对克兰的后续研究仍然感兴趣，当然前提是得到美国食品药品监督管理局的许可。

当晚的会议结束后，克兰邀请来自美国国家精神卫生研究所、美国食品药品监督管理局、制药行业和研究界的十几位重要人士参加了一个闭门会议。回想起来，这是挽救 β-内啡肽临床试验的最后一搏。几个小时后，仍然无法达成妥协，会议休会。托克斯与美国食品药品监督管理局的另一位代表威廉·布朗（William Brown）表示愿意倾听他们的建议，但无法做出让步。美国国家精神卫生研究所不愿为用于动物和大规模的人体研究所需的大量合成化合物买单。制药公司的代表则对此不置可否。

霍夫曼－拉罗氏公司旗下的研究机构罗氏分子生物学研究所（the Roche Institute of Molecular Biology）所长西德尼·乌登弗兰德对当时的各

种研究提案持相当大的怀疑态度。到如今，他的观点也没有改变。"一旦你在大脑中发现了任何东西，"乌登弗兰德声称，"你就会看到一群疯子跑出来，他们想立刻找出它在精神分裂症和抑郁症中的作用。故事总是千篇一律，他们获得了巨额资金，通过无对照研究测试了一些患者。我们唯一能确定的是，他们会说'基于数量有限的患者，在统计学上显示出这部分或那部分显著的上升和下降。现在我们需要的是更多的钱'。"

仅仅为了满足美国食品药品监督管理局的初步需求，预估需要耗费1500万美元来合成 β-内啡肽。"我们计算了这项研究所需的最低成本，"海因茨·莱曼承认，"我们需要投资人，然而并没有人愿意接手，我们的计划被搁置了。"

尽管遭遇挫折，但对内啡肽和精神疾病的关系的研究并非毫无进展。弗洛伊德·布卢姆说，尽管没有定论，但"的确让这个领域远离了'吗啡的世界'"。

约翰·休斯对此表示赞同："如果有人有勇气站起来说'看，这就是精神分裂症的原因'，也会有助于这个领域初期的研究。这一说法有可能是对的，也有可能是错的。在其中往往有真相的成分存在，但这并不重要，只要它能激发人们的活动就行。"

"像拉尔斯·特伦纽斯这样的科学家抓住机会，冒着被羞辱的风险，"普强公司（Upjohn Company）的研究员罗伯特·拉赫蒂（Robert Lahti）评论道，"如果我们真的要帮助人，就应该给这些研究一些机会。我们必须把它们从试管中取出来，把实验研究推进到临床。"

但 β-内啡肽作为最有效的人体内源性阿片肽，好像已经从试管中跃了出来，就像从炼金术士的大锅里出逃的魔鬼之灵。1977 年冬天，使用它进行实验的结果，往好了说，是有争议的；往坏了说，是言过其实、模棱两可、不可靠的，这是一个令人沮丧的结论。圣胡安会议的几周后，美国食品药品监督管理局在马里兰州贝塞斯达召开的会议上同意放宽对 β - 内啡肽测试的限制，但是即便如此，所造成的损害仍然无法挽回。

有研究者说："克兰的研究看起来像是疯狂的江湖骗术。"除少数实验室外，几乎所有的实验室都停止了关于内啡肽和精神疾病的关系的测试。海因茨·莱曼回忆道："大家都对它敬而远之。"

对内森·克兰来说，波多黎各会议后还有更糟的消息。在几周内，美国食品药品监督管理局的一名调查人员来审查了他的记录。莱曼说："他们搬了进来，还换上了拖鞋，像到了自己家一样。他们在那里待了很长一段时间。"

虽然审计用了三个月，但内森·克兰的麻烦却持续了五年之久。最终，他因在人体上进行 β - 内啡肽试验而直接受到刑事起诉。

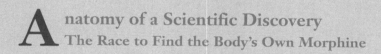

Anatomy of a Scientific Discovery
The Race to Find the Body's Own Morphine

第 8 章

逐利的内啡肽生意

礼来制药公司的建筑外观没有大多制药公司所特有的铬合金加玻璃结构，由砖块砌成的公司大楼庞大而呆板：它的构造看起来更接近生产汽车零部件或是制造狗粮的地方。离礼来制药公司园区和四个往外延伸的停车场不远的地方，就是日新月异的印第安纳州印第安纳波利斯市（Indianapolis）的摩登天际线，礼来制药公司的成功大力促进了这座城市的发展。

在生物研究大楼的地下室，罗伯特·弗雷德里克森工作的小房间看起来像厕所：地面铺着绿色的油毡，墙上贴着棕褐色瓷砖，没有窗户，天花板上的荧光灯不停地嗡嗡作响。

不久前，弗雷德里克森和他的一名技术员、年轻的黑人女性卡罗琳·哈雷尔（Carolyn Harrell）共用 S–19 室，房间里放置了一个用于测试制剂的输精管工作台，其中的组织正在充氧并在抽动。1977 年夏天，卡罗琳·哈雷尔搬进了走廊尽头的房间，和弗雷德里克森的另一名技术人员维戈·伯吉斯（Vigo Burgis）共用一个更小的房间。伯吉斯在里面完成实验，并同时饲养大鼠和小鼠。弗雷德里克森这样做是为了获得足够的活动空间，而哈雷尔还需要些时间来适应。动物实验室的操作通常会比较血腥，房间有异味，她无法在里面吃午饭，而维戈·伯吉斯早已对气味免疫了。

弗雷德里克森身材纤瘦，留着修剪整齐的胡子，人看上去比 28 岁显得年轻。他喜欢说自己是"跳跃式研究专家""研究啮齿类动物的学生"，他在加拿大温尼伯大学（the University of Winnipeg）完成研究生学业后，于1972 年加盟礼来制药公司。他在公司的研究阶梯稳步攀升，成为中枢神经系统委员会（the Central Nervous System committee）的主席，负责阿片肽研究的监督及相关事务。抗生素是礼来制药公司的主打产品，麻醉品研究则是这家大公司的一个持续项目。达尔丰（darvon）是一种温和的口服镇痛药，它是麻醉药部门最成功的产品，年销售额近 1 亿美元。

1977 年，奖金和绩效奖让弗雷德里克森的薪资超过了 5 万美元，但是因为他刚离婚，需要支付赡养费，他只能搬到印第安纳波利斯市的一个普通街区的小公寓里。他这段时间过得并不快乐，尤其是在内啡肽的项目上，他也遇到了困难。

近三年来，弗雷德里克森为了在礼来制药公司开发内啡肽镇痛药，期间他也一直在艰苦地与上级的质疑做斗争。

他是制药公司里最先启动内啡肽项目的科学家之一，也是首批加入国际麻醉品研究俱乐部的制药公司研究人员，参加过该俱乐部在 1973 年举办的教堂山（Chapel Hill）会议和次年的科科约克会议。就是在那次会上汉斯·科斯特利茨出人意料地宣布阿伯丁发现了一种吗啡样物质。弗雷德里克森从科科约克回来后，为了寻找尚未发现的化合物，他装配了自己的输精管研究设备，并开始从印第安纳波利斯市的太平间提取人脑组织。

到了 1975 年开艾利会议时，他取得了一些进展。会上，约翰·休斯描述了部分脑啡肽的氨基酸成分，1975 年 12 月，当脑啡肽的论文发表在《自然》杂志上时，弗雷德里克森成功地分离出了处于粗制品状态的人体内啡肽，并开始推进基于这一发现的新药设计计划。他解释说："我认为，因为它源于人脑，可能把它用作药物会比较容易被大众接纳。"但公司从一开始就对他的项目持强烈的反对态度。甚至连他的好友、礼来制药公司的化学家丹尼·齐默尔曼（Danny Zimmerman）也认为弗雷德里克森的"内啡肽药物"的想法是"纯粹的幻想"。

在弗雷德里克森不断坚持与努力下，终于研制出了他的宝贝——美克法胺（metkephamid）。美克法胺是一种以蛋氨酸-脑啡肽为原型的化合物（代号：Ly 127623），能有效缓解动物的疼痛，十分安全，并且和多数普通的麻醉剂相比，具有更少和更不明显的成瘾性副作用。

在过去一年半时间里，弗雷德里克森用有限的预算推进这种化合物的研究，如今看来非常成功，因为它的确不错。1977 年 8 月，弗雷德里克森拼命地为展示会做准备，希望公司批复组建一个项目团队，将美克法胺转化为商业药物。

他与妻子分手后，努力工作的确对他有所帮助。然而，即便他竭尽全力，礼来制药公司的高层能否支持他的想法依然不确定。在当时，弗雷德里克森用于进行化合物研究的支出只有几百万美元，相对其他项目算是少的。但如果要资助项目团队继续研究，将美克法胺开发变成"产品"，则需要公司财务投入高达 3000 万美元的预算，管理层认为投资理由尚不充足。

美克法胺的科学研究意义是激动人心的，它提供了一种未来药物设计的新方法，这一点即使是礼来制药公司最苛刻的科研管理人员也无法否认。此外，随着全美上下对"健康"的持续关注，它作为"天然的"产品，具有积极的新时代光环。"但光有'新'还不够，"弗雷德里克森评说，"像礼来这样的大公司对年收入低于 3000 万美元的项目都没有兴趣，这是底线。"

就算大力推广美克法胺，也无法获得高额利润。它不能作为药片的形式发挥效用，因此它无法与达尔丰等药物竞争，只能进入利润较低的（5000万美元）的可注射麻醉品市场，而这一市场主导的药物是斯特林制药公司的杜冷丁（demerol），它是一种制造成本极低的镇痛药。制造像美克法胺一样的有效的肽类药物，不仅成本高，而且操作烦琐。

当8月的第一个星期四临近，弗雷德里克森难免感到紧张。

科研管理团队会议每周四早上在分析化学大楼的大会议室举行。弗雷德里克森将面对20位来自礼来制药公司管理、营销和研究部门的代表，其中许多人自1974年他对内啡肽开展研究之初就持反对意见。现在，他们对其项目提案具有最终投票权。"一切都让你觉得自己像一只虫子，"弗雷德里克森回忆道，"他们握着一切权力，而你在努力干活以获取回报。"

会议于9点开始，由礼来制药公司科学研究部部长厄尔·赫尔（Earl Herr）主持。赫尔50岁出头，身材高大，盛气凌人且专横。

高级副总裁威廉·谢登（William Shedden）40多岁，是公司的二把手，是个固执己见的家伙。谢登当时是礼来公司最年轻的副总裁之一，于1982年因苯噁洛芬（oraflex）事故①辞职，他负责的这种治疗关节炎的药物与英美四起死亡案例及数起疾病案例有关。

在弗雷德里克森负责的中枢神经系统委员会会议上，厄尔·赫尔经常旁听有关内啡肽项目的讨论。他没有发表公开批评，但是他和威廉·谢登都对化学和临床部门的"建议"十分重视，近期他们得到了许多对弗雷德

---

① 苯噁洛芬事故是一起药物安全事件。苯噁洛芬是一种非甾体抗炎药物，用于治疗关节炎和其他疼痛症状。然而，该药物被发现与严重的不良反应和并发症有关，包括肝脏损伤、肾脏损伤和血液疾病等问题。——译者注

里克森研究的"建议"，认为这项研究不太具有商业价值。

对美克法胺项目反对最强烈的是阿尔·波伦（Al Pollen），他外表胖乎乎的，看似平易近人，实际上却个性严厉。波伦是一位传统的有机化学家，发明了达尔丰。他认为，药物应该由简单、性价比高的化学物质而不是由氨基酸制成。他正在开发一种名为多西拉敏（doxipicamine）的新药，即第二代达尔丰。他对一切竞争项目很是警惕，从一开始就不赞成研发"内啡肽药物"的想法。

市场营销人员同样持反对意见。对弗雷德里克森来说，他们从来不是什么具体的人物，只是一张脸和一个名字，诸如唐、兰迪、迈克、里克，但他们的观点总是一致——极端保守且只关心利润。"他们不想日后被追责，"弗雷德里克森回忆道，"所以他们通常对新项目持悲观的态度。"

那天的早会结束后，罗伯特·弗雷德里克森离开了会议室，他当时以为项目被毙掉了。但是两周后，他收到委员会的通知，被告知公司决定推进他的研究，并任命他担任项目组组长，他感到非常意外。

礼来制药公司对待脑源性阿片肽的保守态度，并不能代表整个制药行业的态度。

在科学研究的内容见诸报端后，到了 1976 年 5 月，也就是在脑啡肽的突破性成果发表在《自然》杂志五个月后，至少有六家大型制药公司（据一位研究人员估计，还有 25 家其他公司）加入了新一轮的内啡肽竞赛，最终出资额超过 1 亿美元。这次竞赛是将内啡肽变成非吗啡类的镇痛药，这就是山德士制药公司迪特·罗默所描述的"终极"状态。

"无刺蜜蜂"的发现让人垂涎，赌注越高，潜在的收益也会水涨船高。

美国每年花费 100 亿美元在镇痛药支出上，其中多数是大众化的非处方类制剂，例如对轻微疼痛疗效甚佳的阿司匹林和泰诺。温和的阿司匹林类药物和常规麻醉剂没有成瘾的风险，但也无法治疗由关节炎、偏头痛、神经损伤等引起的更严重的"慢性"疼痛。仅在美国，慢性疼痛患者预估就高达 2000 万人，他们代表着一个庞大且尚未开发的市场，价值数亿美元。

两种近期获得"无刺蜜蜂"这一至高无上称号的选手——礼来制药公司的达尔丰和斯特林公司的镇痛新（talwin）都没有达到预期。达尔丰虽然在商业上取得成功，但因外部对其评价褒贬不一备受争议，有报告认为它完全无效，还有报告认为其存在潜在毒性。而镇痛新这种药物，虽然药物滥用报告表明其作用优于早期的混合激动剂药物，但仍存在偶发异常的梦魇般的副作用，这使得镇痛新逐渐被遗忘在制药界的无名角落。

"这个领域为新的替代品打开了大门，"镇痛新的开发者悉尼·阿彻解释道，"新一轮对非成瘾性镇痛药的关注随着内啡肽的发现一起到来。大家可能会好奇，我们的身体怎么会产生一种让人成瘾的物质呢？成瘾是违反常规的，与生物体自身的利益背道而驰。然而更合乎常规的是，制药行业和科学家们亦步亦趋，其中的经济利益不言而喻。"

虽然 β- 内啡肽被迅速发现具有最强的镇痛作用，但是制药行业关注的还是脑啡肽，因为它的肽链更短，合成更容易，成本也更低。在《自然》杂志上发表蛋氨酸脑啡肽和亮氨酸脑啡肽结构式之后，制药公司的化学家在迸发的热潮中研究出了数百种脑啡肽结构式的变体。从商业的角度来看，制药公司对这一发现的迅速反应是意料之中的。休斯和科斯特利茨等纯粹的科研人员在实验室中苦心探索的新发现，在产业化层面的处理方式截然不同：后者的重心在于尽快取得与新发现直接或间接相关的专利，越多越好，并期待其中某一项能获得丰厚回报。然而，这一过程总是伴随大量的失败，在制药行业追寻内啡肽研究成功捷径的竞赛中，投入昂贵资金后的失望总是如影随形。1977 年，在内啡肽热潮的一年后，许多制药公司退出了竞赛。

****

与罗伯特·弗雷德里克森一样，费城惠氏制药公司实验室精神药理学部门的拉里·斯坦也是个快速启动者，1974 年 5 月，约翰·休斯在《大脑研究》的论文推迟发表后的几周内，他建立了一系列卓越的流程，希望能够破解脑啡肽的密码。

拉里·斯坦确信休斯的"内源性阿片肽"与胡达·阿基尔和戴维·迈耶的脑电刺激镇痛研究存在关联。因为他与阿基尔和迈耶的导师约翰·利伯斯金德略有交情，于是斯坦给在加州大学洛杉矶分校的利伯斯金德打了电话。"他十分谨慎，并且针对研究内容提出了具体的问题，"利伯斯金德回忆道，"他想重复脑电刺激镇痛实验，于是我们决定见面聊一下。两周后，我们都要参加纽约的神经科学会议，在纽约附近我们进行了一次科学性的讨论，这是一次充满争执的讨论。拉里一直要聊我们的实验，那时休斯的报告刚发表，然后我才明白为什么他会关注这个。我说'好啊，斯坦，你是想要对大脑进行电刺激，然后收集脑脊液，并对它们进行测序'。他说'你说得对'。"

1975 年 12 月，在斯坦的实验室，大量实验鼠被植入了脑电极，并且进入了脑电刺激产生类阿片肽的状态。拉里·斯坦和工作人员利用微透析装置—— 一系列导管，"吸取"实验鼠的大脑化学物质。这些导管可以通过安装在动物头骨上的微型泵，把生理盐水溶液循环泵入其大脑内，让生理盐水流过脑电刺激的区域，交换出原来大脑中的脑脊液，最终提取出脑中释放的化学物质。惠氏团队的资深科学家詹姆斯·贝卢慈回忆道："斯坦对这项工作如痴如狂。"

据斯坦说，他们从实验鼠脑中收集到了大量的"透析液"，然而公司里的生化学家却将其"浪费在了纯化的尝试上"。

然而，并不是一切尝试都白费。临近月底时，也就是在脑啡肽论文在《自然》杂志发表的前几天，斯坦收到了惠氏制药公司英国分部的电报，介绍了阿伯丁发现的两种肽的结构。脑啡肽的结构式已经泄露给了他们英国的同事，尽管亮氨酸脑啡肽序列被证明是不正确的，但他们还是立刻开展了动物试验。幸运的是，斯坦实验室的大鼠都已经植入了脑电极和透析管。詹姆斯·贝卢慈回忆道："万事俱备，我们铆足了劲去提取化合物，并努力破解他们的结构。"

贝卢慈在圣诞节前完成了第一次动物实验。和汉斯·科斯特利茨所预测的一样，效果很短暂；即使在非常高的注射剂量下，这些肽在动物大脑中产生的镇痛作用也只能持续大约三分钟。"我们并不担心这个，"斯坦说，"我们期待的就是短效作用，但因为我们声称这是镇痛药而受到了指责。"1976 年 4 月，斯坦和贝卢慈在《自然》杂志上发表了他们的研究成果，但是惠氏制药公司已经对此持怀疑态度。

"我试图鼓励他们充分利用这一发现，"拉里·斯坦说，"我逼着那帮家伙深入研究，我试图强行推进整个研究。"但是，由于最初的镇痛效果不佳，惠氏制药公司的药物开发人员态度冷淡。到了 1977 年的夏天，化学部门给斯坦和贝卢慈提供的合成脑啡肽数量已经骤减了。

有趣的是，惠氏制药公司研发的一种蛋氨酸脑啡肽类似物（代码：Wy 42896）似乎能增强实验动物维持长期记忆的能力。这进一步提示了一些有意义的研究新方向，但持怀疑态度的制药公司管理人员果然无视了这一点。"即使是能增强记忆力的药物又怎样？"斯坦说，"惠氏公司的老爷们一点也不让步。"

瑞基特－戈尔曼药业和博勒斯惠康制药两家英国的制药公司与汉斯·科斯特利茨和约翰·休斯直接进行了联系，且达成了密切的合作意向。随后，这两家英国制药公司得以开展自己的内啡肽药物项目并从中获益匪浅。

阿伯丁团队在《自然》杂志发表论文的几周前，瑞基特－戈尔曼药业公司已经开始研发一种长效口服的脑啡肽药物。瑞基特－戈尔曼药业公司的研究员科林·史密斯（Colin Smith）回忆道："1976 年冬天，大家都感觉到这就是未来的方向，要比拼的就是设计、测试和申请尽可能多的脑啡肽合成变体的专利。"

"这些化合物非常罕见，也非常重要。这项工作被赋予了最高优先级，"曾在瑞基特－戈尔曼药业公司当技术员并进行脑啡肽动物测试的约翰·埃弗雷特（John Everett）回忆道，"我们必须非常小心。注射器使用过后要进行清洗，并收集洗涤水，以保存水里可能含有的少量脑啡肽。因为这些物质能够被人体合成，而且可能不会成瘾，所以开发它比普通的药物更令人振奋。"

然而，瑞基特－戈尔曼药业公司的项目陷入了困境。虽然化学家们合成了许多脑啡肽的变体，且其中有些具有强效，但都无法证明它们具有治疗意义。该公司的研发总监约翰·刘易斯（John Lewis）曾协助促成与休斯和科斯特利茨合作，已经开始在其他制药公司中物色瑞基特－戈尔曼药业合成脑啡肽产品线的买家。

博勒斯惠康制药公司起步早，但是成效不太稳定。直到1975年夏天，该公司在伦敦郊区东布罗姆利分部的化学家山姆·维尔肯松合成了接近正确的酪氨酸－甘氨酸－甘氨酸－苯丙氨酸－蛋氨酸－甘氨酸－苯丙氨酸－酪氨酸肽段（Tyr-Gly-Gly-Phe-Met-Gly-Phe-Tryp），这让约翰·休斯提心吊胆。尽管该化合物的第八个氨基酸序列是错误的，但维尔肯松和他的同事根据这个模型组合了其他实验性氨基酸组合。并且据一位公司的内部人士透露，到1975年12月，当《自然》杂志刊发了含有正确的脑啡肽结构式的论文时，维尔肯松和他的同事也已经合成了蛋氨酸脑啡肽序列。

然而在那之后，博勒斯惠康制药公司的重心转向了镇痛药之外的领域。公司大部分的研究如今在位于美国北卡罗莱纳州科研三角园的设施中完成。佩德罗·夸特雷卡萨斯担任此处的研究总监，他发明了阿片受体的快速过滤技术，后来被所罗门·斯奈德和坎达丝·珀特用于证明阿片受体。

夸特雷卡萨斯回忆说："我们的期望是让脑啡肽类似物成为有效的药物。"然而，他并没有追求生产非成瘾性镇痛药这一艰巨而高成本的目标，而是精明而实际地选择了另一条路——生产抗利尿药。

美国制药公司 G. D. Searle 生产的复方苯乙哌啶片（止泻宁）是最有效和最广泛使用的腹泻处方药，也可以作为无镇静作用的麻醉药使用。它不进入大脑，但在肠道中与受体位点完美结合，可以在肠道的受体部位对抗痉挛，与阿片肽作用在豚鼠回肠上的情况类似。这是市场上唯一的同类药物，夸特雷卡萨斯和他的团队进入这一领域展开了竞争。

在博勒斯惠康制药公司数百种以脑啡肽为原型的化合物中，有一种（代码：BW 942）在动物试验中呈现出和止泻宁类似甚至更优的特性，因此公司决定继续研究。之后，它已成功在 400 名患者身上进行了测试。

夸特雷卡萨斯解释道："一旦 BW942 投入使用，也许能有更好的应用方向；与此同时，我们一直在进行技术创新，积累专业知识，依然期待着制造出一种非成瘾性的镇痛药。"

然而，对博勒斯惠康制药公司来说，这种期望仍然遥不可及。随着公司的其他项目都在 1977 年夏季受挫，将内啡肽转化为"无刺蜜蜂"的激烈竞争的范围逐步缩小，最后只剩下在礼来制药公司孤身作战的弗雷德里克森，以及山德士制药公司。相比世界上其他制药公司的进展，山德士制药公司的这一项目正在紧锣密鼓地开展。

****

瑞士巴塞尔市实际上分成三个城区。巴塞尔中桥（the Mittlere Briicke）是巴塞尔的众多桥梁中最为古老和风景如画的一座，以此为界，这座城市被分割开来。在巴塞尔的中心位置，老城区环绕在莱茵河两岸，右岸是红瓦屋顶下中世纪的白棕相间的大学建筑，左岸是 12 世纪巴塞尔大教堂的双尖顶。朝着阿尔卑斯山的山麓向西看，可以看到巴塞尔的新城区，有着优雅的联排别墅和花园林荫道的安静的住宅区。巴塞尔如今的繁荣显然归功于被称为"三国交界点"的半岛，望向西边只见它连着繁忙的河港，是德国、法国和瑞士的交汇处。在那里，巴塞尔的第三个城区正在崛起，许许多多日新月异的工业园区、购物中心和大厦都分布于此，Ciba-Geigy 公司、霍夫曼－拉罗氏公司、山德士制药公司以及 60 余家制药公司的建筑群都在此地，巴塞尔是国际化学和制药工业的中心。

当脑啡肽的发现登上《自然》杂志时，山德士制药公司已经开始进行初步实验。很快，在管理层的热情支持下，实验不断升级，直到为该项目分配了一个全职化学实验室，其中有三组化学家和另外八个实验室"单位"，每个单位由一名高级研究员及其技术人员组成。

丹尼尔·豪泽负责此项目的化学研发工作，他曾牵头发起山德士制药公司与所罗门·斯奈德的合作，试图在科斯特利茨和休斯之前找到结构式的序列。

1975 年 12 月初，在得到斯奈德提前透露的脑啡肽结构式后，豪泽请教了化学研究部门的资深科学家亚诺什·普莱斯（Janos Pless），后者在接下来的一周内合成了这些多肽。随后，豪泽把几毫克样品寄给了斯奈德，让身处巴尔的摩的斯奈德和拉比·西曼托夫得以完成他们的研究工作，同时他将剩余的样本交给了山德士公司镇痛药研发部门的总监迪特·罗默。罗默长相出众，说话低声细语，喜欢一根接一根地抽烟，不喜欢张扬和炒作。正是他的极力推荐，让此前冷漠的山德士公司高层决定支持豪泽和斯奈德的初步合作。他们向来对罗默投入热忱的项目很信赖。

动物实验是罗默实验室的专长。他指导在大鼠和小鼠身上进行实验性镇痛药物的热板试验和夹尾试验，以寻找看起来最有希望的化合物。此外，他还饲养了 25 只恒河猴，其中有 10 只对麻醉药物成瘾。跟密歇根大学的莫里斯·西弗斯（Maurice Seevers）开创的方法类似，罗默觉得只有先在猴子身上测试止痛潜力和成瘾性，才能明确地预测新型麻醉剂对人类的影响。

罗默用豪泽和普莱斯提供的脑啡肽，进行了一系列关于脑啡肽的镇痛活性的测试，结果显示其镇痛效应的持续时间较短。1976年2月，罗默和豪泽向《自然》杂志提交了一篇论文，描述了脑啡肽短暂但积极的镇痛活性。该论文在同年6月发表，几周之后同是《自然》杂志刊登了惠氏公司的斯坦和贝卢慈的类似报告。

在接下来的三个月里，豪泽和罗默测试了200多种脑啡肽类似物，最终选定了一种他们认为最有可能成为药物的化合物，并把它编码为FK33824。

"我们投入了很多，"豪泽坚定地说道，"但做这个项目让我们兴奋无比。在这个行业，这种机会并不常有。通常项目需要花费很多年，而且都是一小步一小步地进行，大家在踱步行进之中是感觉不到兴奋的。但这次每个人都在超越自我，每个部门都把这个项目作为当务之急，这份热情也直接传到了最高管理层。我们觉得，身处最前沿的研究是具有巨大价值的。如果它是一种内源性阿片类物质，就不应该产生依赖性。最初的实验结果证明了这个方向，即FK33824和吗啡不一样。我们希望能够在临床上证明这一点。"

****

1976年春天，罗伯特·弗雷德里克森在印第安纳波利斯也取得了近似的突破，他当时正在对美克法胺进行第一次测试。弗雷德里克森在礼来制药公司化学部找到了一位盟友爱德华·史密斯威克（Edward Smithwick），史密斯威克是一位经验丰富的科学家，他同意负责化学方面的工作，并开发出数百种人工合成的脑啡肽变体，开始将这一突破转化为药物。

史密斯威克面临两个基本的问题。首先，休斯和科斯特利茨发现的脑啡肽虽然是脑源性的，但无法穿过被称为血脑屏障的颅骨下方的致密组织网，通过血流进入大脑。因此，只有把脑啡肽直接注射到大脑中才能起效。史密斯威克必须试着克服这一缺点，通过调整肽的结构式，制造出一种能够通过静脉注射进入脑内的药物，或者最好是一种可以口服的化合物。其次，史密斯威克面临的挑战是使化合物的作用时间比脑啡肽更持久，因为脑啡肽的作用时间很短暂。

史密斯威克以蛋氨酸脑啡肽作为基础模型，首先在序列中省略了一个或多个氨基酸，以测试化合物中的哪些部分是发挥其活性所必需的片段。常规工作很快就完成了，随后，史密斯威克开始着手一项更严峻的挑战：设计一种能够保护自身免受酶降解的肽，并且能够跨越血脑屏障，最终以药片的形式发挥作用。

史密斯威克的实验室里只有五个人——史密斯威克、他的助手罗伯特·舒曼（Robert Shuman）、弗雷德里克森以及他的两名技术人员。他们各自承担着繁重的工作，这个项目的早期花费不到 100 万美元，成本相对较低，至少与山德士制药公司的支出相比是很低的。到了 1976 年 3 月，史密斯威克的实验室合成出了 500 种蛋氨酸脑啡肽类似物。

尽管弗雷德里克森对试验鼠过敏，在试验过程中不停地抽鼻子，但还是细致地监控了测试过程。史密斯威克只来过一次动物实验室，他心惊胆战地看着维戈·伯吉斯准备给一只未麻醉的动物进行脑补注射，他们切开动物的头部皮肤，并将皮肤拉到耳朵周围。"我还是宁愿当个化学家。"史密斯威克嘟囔着离开了，再也没有回来过。在这之后，他派助手舒曼每天过去交付样品。

到 3 月底，史密斯威克和舒曼设计出了一种化合物，后来被命名为达拉脒（dalamid），它达到了理想的药效。达拉脒是经两处基础修饰的蛋氨酸脑啡肽，第一个位置的氨基酸酪氨酸对阿片活性至关重要，但也是酶攻击的首要目标。当酪氨酸和第二个位置的甘氨酸连接的化学键发生断裂时，肽段就失去了活性。为了解决这个问题，史密斯威克用 D– 丙氨酸取代了第二位的甘氨酸，D– 丙氨酸是丙氨酸的镜像异构体。这种镜像置换对多肽的活性效应没有影响，但右旋氨基酸的奇特构型可以迷惑酶发挥作用，从而防止肽段被快速地分解。通过肽段末端连接氮原子，史密斯威克进一步提高了肽段抵抗酶分解的能力。

达拉脒在输精管实验中产生了相当不错的效果，直接进行脑部注射达拉脒所产生的镇痛效果也几乎和吗啡相当。但尽管经过设计，它仍然无法有效地穿透血脑屏障，所以静脉注射达拉脒几乎没有活性。

一个月后的 1976 年 4 月，史密斯威克实验室研制出了美克法胺，他们在设计中得以改进，即在蛋氨酸中添加甲基，这是史密斯威克和舒曼刚开发出来的步骤。这一简单的变化使化合物的活性得到了指数级提升。在月末测试时，输精管实验的结果似乎表明这个化合物的效力比吗啡强 1000 倍。弗雷德里克森回忆道，当初步结果从记录仪上传出来时，他在所有结果的原始数据上签了字并注明了日期——这是申请专利发明的标准流程，然后他围着自己的实验台跳了一小段疯狂的战舞。

两天后，维戈·伯吉斯对该化合物进行了动物测试。它显然比蛋氨酸 – 脑啡肽、达拉脒和吗啡更有效，虽然尚未达到口服的效果，但可以进行皮下注射给药。

如果说这些成果还不足以让中枢神经系统委员会的主管们对弗雷德里克森刮目相看，那么同年4月，惠氏制药公司的拉里·斯坦和詹姆斯·贝卢慈在《自然》杂志上发表了合成脑啡肽短期镇痛作用的文章；一个月后，瑞士山德士制药公司的丹尼尔·豪泽和迪特·罗默也在《自然》杂志上发表了一篇类似的文章。

弗雷德里克森告诉中枢神经系统委员会，这意味着惠氏制药公司和山德士制药公司将成为礼来制药公司的竞争对手。但在那时，弗雷德里克森尚未得知惠氏制药公司已经放慢了努力的脚步。"事实上，这增加了高层们的兴趣，"他回忆道，"在制药行业，没有什么比做其他人都在做的事情更合理了。"

****

山德士制药公司的进展很快。1976年1月，当巴塞尔的传统舞者出现在老城的街道上驱散冬天的阴霾时，山德士公司刚完成第一批合成脑啡肽的测试。到了3月狂欢节，在母公司的大力支持下，他们最大限度地运用了自己的工艺和专业知识，生产出了FK33824化合物。FK33824化合物与弗雷德里克森的美克法胺有细微的化学差异，但它们大体相似，都具有巨大的效力和高抗分解性。

豪泽和罗默花了几个月时间完成了初步测试。1976年8月4日，他们为FK33824在山德士公司提交了"新物质"的表格。这是化合物临床试验的第一步。

1976年夏天，罗默开始进行动物试验，在那年冬天完成了测试，看起来前景光明。热板实验和夹尾试验表明，FK 化合物是一种强效镇痛药。在部分试验中，它比蛋氨酸 – 脑啡肽强效 30 000 倍，比吗啡强效 1000 倍；它不仅可以注射，还适用于口服给药。

此外，罗默实验室的实验猴极不情愿自行服用该化合物，但它们喜欢服用吗啡。这一行为让罗默和豪泽推测 FK33824 没有增强特性，因此它也许比传统的成瘾性麻醉药具有更低的滥用可能性（猴子不喜欢这种药物的真正原因，在后期的人体试验之后才被推测出来）。

山德士制药公司的律师在药效被确认后立即提交了专利申请，罗默和豪泽则向《自然》杂志提交了一篇描述这个化合物的论文。1977 年 4 月，他们提出在人体测试脑啡肽药效的建议。在欧洲，监管人体测试的法律较为宽松，1977 年夏天，山德士制药公司实验治疗医学部的临床医生贝亚特·冯·格拉芬里德（Beat von Graffenried）、埃米利奥·德尔波索（Emilio del Pozo）、伊日·劳比切克（Jiri Roubicek）进行了人体试验。来自瑞士维尔（Wil）的精神病诊所和西德弗莱堡的医科大学诊所的医生见证了对 40 名男性志愿者的有偿测试。

试验于当年秋天完成，豪泽和罗默沮丧地查看了结果。脑啡肽药物的确没有出现传统吗啡的副作用，比如恶心、情绪状态和思维敏捷性变化，然而也没有产生任何镇痛作用。尽管镇痛作用在使用小剂量药物时无法察觉，但却出现了许多十分明显且怪异可怕的副作用。一些测试者在注射后，皮肤上出现了小茶碟般大小的红肿，且注射后的三到五分钟，每位志愿者都表示感到浑身肌肉沉重，并伴随严重的喉咙收缩，以至于不少人担心自己会窒息。超过一半测试者中，在这之后又出现了令人印象深刻的副作用，他们反胃、肠子发出咕噜咕噜的声音，还有两名测试者浑身发红，从头到脚变成了甜菜般的红色。

"当结果出来时，嗯，我并没有跳楼，"豪泽说，"但我的确离开了这个项目。"测试的结果提交到了《自然》杂志并于 1978 年 4 月发表。接下来的几个月里，化学研究部的亚诺什·普莱斯尝试对这个化合物进行了几次重新设计，但研究的势头已经消失了。到论文发表时，山德士制药公司的项目已悄然而止。

最后，只剩下礼来制药公司。

****

罗伯特·弗雷德里克森的"项目组"只运行了八个月，山德士公司化合物的失败浇灭了几乎所有希望。科研管理人员委员会中弗雷德里克森的反对者们针对这个坏消息大做文章，弗雷德里克森不得不恳求委员会让他继续进行美克法胺的人体试验。他们勉强同意了。

到了第二年的 11 月，弗雷德里克森向美国食品药品监督管理局提交了新药研究申请，并等待了一个月。美国食品药品监督管理局没有提出异议，登记为无异议。

研究人员挑选了四名男性测试者，并对其注射了更高剂量的美克法胺。在生物研究大楼底层的小办公室里，罗伯特·弗雷德里克森拿到了试验结果，如释重负。虽然美克法胺的确产生了一些副作用，比如鼻塞、口干、四肢沉重，但是相比起山德士制药公司的 FK 化合物，这些副作用算不上什么了。

其他关于药物镇痛有效性的问题，通过罗切斯特大学和辛辛那提大学对美克法胺的研究得到了解答。他们的研究报告认为，美克法胺与斯特林制药公司的杜冷丁一样有效，而杜冷丁已在术后患者中得到了广泛的应用。

但美克法胺真的会成为新一代典型镇痛药吗？

比起杜冷丁，美克法胺仍没有显示出独有的优势，而且它的每剂成本要昂贵许多。在美国食品药品监督管理局在批准新药申请之前，还要进行广泛的人体测试，严格的监管成了它进入市场的下一个障碍。而这些测试的成本很高，并需要礼来制药公司科研管理委员会的批准。

罗伯特·弗雷德里克森沉浸在击败山德士制药公司后的喜悦中，他发现自己又坐到 S–19 号房间嗡嗡作响的日光灯下，鼓起勇气再次面对委员会的质疑，准备接受新的意志考验。

他的困境反映出 20 世纪 70 年代内啡肽研究领域中的问题。自约翰·休斯、汉斯·科斯特利茨及其同事宣布发现脑源性类吗啡物质已经过去三年。如今，由于对精神分裂症患者进行 β–内啡肽测试而生的争议和谴责，以及制药行业在开发内啡肽药物上鲜有成功案例，导致最初取得突破时的光芒已有些黯淡。虽然这项研究仍有前景，但当时科学家在这一领域的研究方向却不明朗。

第 9 章

"无可救药" 的内啡肽家族

在成功后，约翰·休斯的生活和性格并没有迅速被改变；反之，这些变化是在发现脑啡肽的几年后逐步形成的。名誉和地位对他有很强的吸引力。他留了小胡子，用隐形眼镜替代框架眼镜，开始注重外在形象（这在之前从未有过）。总而言之，他表现得像个明星。

与科斯特利茨在科学会议上容忍休斯的抨击不同，其他和休斯关系密切的人并没有那么好的耐心。他平日里咄咄逼人的样子可能很迷人，但如今却变得令人不快。"他的态度像是在说'我比你优秀'，"一位同事回忆道，"我一开始一无所有，你看看我现在取得了什么成就。"

但刚刚获得的名誉只是休斯蜕变的其中一个原因。他就个人生活和事业所面临的压力也都做出了反应。他和曼迪的婚姻破裂了，家中的玩笑和调侃演变成了真正的争吵，同事们在工作中都可以感受到他们俩吵架的余震。格雷姆·亨德森受够了被一次又一次的冒犯，最后终于把一杯茶泼到了休斯的脸上。

尽管有一大堆记者和电视台摄制组为了进行宣传参观了实验室，想确认这一发现是否能成为非成瘾性镇痛的新疗法，但休斯在本单位内部没有多少晋升空间了，这使其实验室的工作经历了一段艰难的时期。75 岁的科斯特利茨丝毫没有退休的迹象，这让休斯非常沮丧，一次他跟另一位研究人员发牢骚，拐弯抹角地抱怨科斯特利茨"当权的时间太长了"。

休斯还有一种选择就是离开阿伯丁。1977年的夏天，休斯已经计划好作为正教授加入伦敦帝国理工学院，科学界对发现脑啡肽的高度赞誉几乎能确保他被聘任。科斯特利茨意识到他年轻的合作伙伴在阿伯丁的前途有限，也鼓励他接受新职位。对休斯来说，这是一个能在一流的设施中拓展研究的机会。他尤为期待与霍华德·莫里斯的合作，莫里斯两年前将他的质谱实验室搬到了帝国理工学院。尽管约翰·休斯表现得咄咄逼人，但他对阿伯丁还是有感情的，在那年夏天离开之际，他感到很难过。他对曾经是科斯特利茨领导下的"原创团队"中的一员甚是怀念，尽管帝国理工学院和伦敦的优势再明显不过，但也无法给予休斯在马里沙尔学院时的那种团队精神了。

欢送会在美丽的班卡里（Bankary）庄园举行，这是迪河（River Dee）附近的一座茂盛的森林庄园，靠近女王的巴尔莫勒尔（Balmoral）城堡。这是个多愁善感的下午，休斯和科斯特利茨以及其他工作人员一边在庄园漫步，一边回忆着往事。

曼迪·休斯也参加了告别会。虽然她担心摇摇欲坠的婚姻无法承受这次搬迁的压力，但她也在不情愿之中同意跟随约翰去南方。最终，他们在几个月后就分手了，这也在大家的意料之中。汉娜·科斯特利茨早就料到了这一点，毕竟，她总是告诫女孩们不要嫁给有献身精神的科学家。

与此同时，汉斯·科斯特利茨则在世界各地参与科学会议，会议的密集程度让一个30岁的人都吃不消。航班时刻表和《优质酒店指南》（*Good Hotel Guide*）开始出现在他的书架上，紧挨着他的科学期刊合集。他在休斯组装的机器上自学了高效液相色谱法，并且为几家制药公司提供咨询服务，尽管他想念约翰·休斯，但他的部门里还有一批新的年轻人，他能继续对他们施以统治和激励。其中有一位新来的博士后罗杰·斯诺库姆（Roger Snokum）赢得了教授的欢心，这是因为他发现了码头附近有家叫作雅达姆（Yardarm）的餐厅，它的特色午餐菜单提供斯提尔顿奶酪和真正的英国啤酒。

科斯特利茨尽情地享受着每一次的旅行、聊天、争论、享用美食、品尝美酒的机会，以及品味久违的认可和奖项，如 1976 年被德国药理学学会（the German Pharmacological Society）授予了施密德伯格奖（the Schmiedeberg Plakette），并与约翰·休斯、阿夫拉姆·戈德斯坦、拉尔斯·特伦纽斯、所罗门·斯奈德、埃里克·西蒙共同分享了美国国立药物滥用研究所（the National Institute on Drug Abuse）的"先驱者"奖（"Pacesetter" award）。在 1977 年召开的联邦生物学会的大会上，他演讲的会议大厅座无虚席，与几年前他就豚鼠回肠研究的演讲场景形成鲜明对比，那时他的讲座还给其他科学家提供了喝杯咖啡休憩的机会。人们甚至传言他有可能获得诺贝尔奖。罗歇·吉耶曼因其在下丘脑释放因子方面的研究获得了 1977 年的诺贝尔奖，可让颁奖委员会不快的是，他在获奖者演讲中用了大量篇幅介绍自己目前的内啡肽研究，而不是阐述获奖的主题，这让诺贝尔奖委员会大为恼火。在有些人看来，吉耶曼似乎在为自己的内啡肽成果再次夺得诺贝尔奖铺路。

第二年秋天，拉斯克事件爆发，争夺谁发现内啡肽认可的竞争也导致坎达丝·珀特和所罗门·斯奈德的关系进一步恶化了。

****

阿尔伯特和玛丽·拉斯克奖（The Albert and Mary Lasker Award）每年颁发一次，以表彰在基础医学研究领域取得杰出成就的科学家。该奖项被认为是通往诺贝尔奖的跳板（截至 20 世纪 70 年代末，已有 28 位拉斯克奖获得者摘得诺贝尔奖），因此 1978 年 11 月 20 日公布的获奖者名单格外引人瞩目。

这一届的获奖者分别是：约翰·休斯，表彰他"发现并分离出了现今称为脑啡肽的两种多肽"；汉斯·科斯特利茨，表彰他"推动脑啡肽的探索，并使其分离和纯化的监测成为可能，为脑啡肽做出早期及开创性贡献"；所罗门·斯奈德，表彰他"不仅发现了受体系统，还与他的同事继续开发了用于定位阿片受体的精密技术，并在大脑中绘制出了区域分布图"。但是，坎达丝·珀特的名字并未出现在获奖名单中，她曾与斯奈德合作进行受体方面的研究，然后从约翰斯·霍普金斯大学调到马里兰州贝塞斯达的美国国家精神卫生研究所工作，并在那里通过努力建立了自己的独立实验室。不少人包括坎达丝·珀特本人都认为她受到了不公平的对待。

坎达丝·珀特给玛丽·拉斯克写了一封信，并在其中直言不讳地表达道："我对自己被排除在今年的奖项之外感到气愤和难过。作为斯奈德博士的研究生，我在研究的发起和后续跟进中发挥了关键作用。"难道坎达丝·珀特在斯奈德实验室里所发挥的积极作用，和科斯特利茨实验室的休斯不一样吗？为什么休斯得奖了而她却没有得？珀特拒绝参加颁奖午宴，并且经由让·L. 马克思（Jean L.Marx）在《科学》杂志上发表长文揭露了整个事件，珀特也因此成为备受争议的焦点。

坎达丝·珀特的贡献毋庸置疑。她是最初发现受体及后来进行受体定位和标识的论文的"第一作者"。遗憾的是，在其间多半的时间内，珀特仅仅是一名研究生，而不像休斯那样是独立的研究人员，依据规定，研究生通常不会与其导师分享重大奖项。

这场争论引出了另一个潜在问题。美国国立神经与交流障碍研究所（the National Institute for Neurological and Communicative Disorders）的埃伦·斯尔伯格埃尔德（Ellen Silbergeld）在一封写给《科学》杂志的信中表示："当被排除在外的科学家是年轻的女性时，我感到沮丧，我认为科学界对这种做法（即便是无意的）还没有变得足够敏感，而这种做法将产生系统性歧视的效果。"在《科学新闻》（Science News）上，琼·阿雷哈特-特雷克尔（Joan Arehart-Treichel）把科学界称为"老男孩俱乐部"，并指责"性别歧视是珀特没有分享奖项的主要原因"。六名女科学作家在随后一期的《科学新闻》上联名发表了一封信，支持琼的观点，坚称这一疏忽部分体现了对女科学家的"歧视模式"。

没有人对歧视的普遍性存有异议，女性在科学界的确面临着被冒犯、被轻蔑、低智商期望（尤其是漂亮女性），以及对其工作时长的性别歧视。在任何研究领域取得成功都需要每周90小时的工作时长，如果女性有家庭，将背负巨大的压力。20世纪50年代也许能容忍此类情况，但是20世纪70年代爆发的因女性被拒绝获得终身教职而引发诉讼，表明在女性科学家积极寻求地位平等的路上，珀特并不孤单。

珀特告诉《人物》杂志，她不想成为另一个罗莎琳德·富兰克林（Rosalind Franklin），富兰克林对弗朗西斯·克里克和詹姆斯·沃森解析DNA螺旋结构做出了不可估量的贡献，但在沃森所著的《双螺旋》（The

Double Helix）一书中却贬低了她的工作。在珀特看来，如果她去参加颁奖典礼，斯奈德定会在获奖感言中对她的贡献赞不绝口，她认为这不过是"场面话"而已。

斯奈德和珀特都面临着艰难的处境。珀特发现她自己正在挑战并怨恨她曾经"敬畏"的导师，而斯奈德则被夹在他认为的前"优秀"学生和愤怒的拉斯克奖委员会之间。他致电给评审团成员，希望他们重新考虑将珀特列入获奖者名单中，但他们断然拒绝了。

几个月后，美国国家精神卫生研究所一位知名科学家将珀特叫到了办公室。他需要提名诺贝尔奖，珀特本以为他想要她帮忙起草她自己的提名。然而，他却请她协助撰写所罗门·斯奈德的提名。她拒绝了。

"你不喜欢所罗门吗？"她的前辈恳求道，"你在想什么？你必须帮助所罗门。这就是科学界认可的运作方式。而他以后也会帮助你的。你才多大呀？你是个好姑娘……"

"面对现实吧，坎达丝。你的外表和行为举止都不像诺贝尔奖获得者，"她一个的朋友后来开玩笑说，"诺贝尔奖获得者不应该有一个三岁的孩子。"

美国国立药物滥用研究所所长威廉·波伦（William Pollen）对此深有感触，他给《科学新闻》写信表明，对珀特没有列入国立药物滥用研究所于 1977 年颁发的"先驱者"奖表示遗憾（该奖项最终授予了科斯特利茨、休斯、戈德斯坦、斯奈德、特伦纽斯和西蒙）。《科学》和《科学新闻》杂志发表的其他信件也指出，珀特并不是唯一一位被拉斯克奖遗漏的科学家。有一位作者质疑："为什么没有戈德斯坦？乌普萨拉的特伦纽斯和纽约的西蒙也都被排除在外？"这三位科学家都没有公开表达过对拉斯克奖的不满，但这些信件反映出他们在私下坦率表达的心声。

如果诺贝尔奖真的在酝酿颁给内啡肽研究——有理由相信是这样——那么，拉斯克事件的公开争论却把水搅浑了。诺贝尔奖只能最多颁给三位科学家，科斯特利茨和休斯是明确的人选，第三人显然存有争议，而瑞典科学院的智者们都倾向于避开这种混乱的局面——无论内啡肽的发现多值得获奖。

若内啡肽有实际的应用，兴许能动摇斯德哥尔摩的评审委员会的抉择，但内森·克兰对精神分裂症的进一步研究停滞不前，制药业也尚未推出可用的基于内啡肽的镇痛药。因此，无论"内源性吗啡"的发现多么值得一个诺贝尔奖，也只能留待日后人们的怒火平息时再议了。

那是一个分裂的时期（无论是在科学家的家庭内部，还是在科学家群体之间），但这同时也是内啡肽家族数量激增的时期。到了 1978 年，阿片肽的数量涨了 4 倍，从 5 种增加到近 20 种，近期还发现了两个新型巨大的前体分子，这将该领域推向被某研究人员描述为"异常复杂到几乎无可救药"的地步。

这些前体激素中的第一种是前促黑激素皮质素，它是一个巨大的（31 000 道尔顿）蛋白质，是由俄勒冈大学的两名年轻研究员理查德·梅恩斯（Richard Mains）和妻子贝蒂·艾珀（Betty Eipper）于 1976 年末第一次分离出的。对于前促黑激素皮质素，他们声称它是促肾上腺皮质激素、促脂解激素、β – 内啡肽的母体分子。这个发现非常令人费解，因为促肾上腺皮质激素能刺激肾上腺素的释放、提高警觉性并触发级联反应，这几乎与阿片类内啡肽的已知特性背道而驰。然而，这两种肽就像佛学中的阴阳两级，似乎有着相同的本源。

　　来自美国新泽西州纳特利霍夫曼－拉罗氏公司的西德尼·乌登弗兰德和他的团队很快证实了梅恩斯和艾珀的发现。到了 1977 年秋季，乌登弗兰德确信这种天然化合物的蛋白结构式比梅恩斯和艾珀最初揣测的还要复杂得多。它不仅含有促肾上腺皮质激素、促脂解激素和 β－内啡肽，可能还含有几种不同类型的促黑激素变种。虽然促黑激素在高等动物中的功能尚未明确，但是三种离散化合物共存于单一分子源中就足以令人感到兴奋和诧异。正如阿夫拉姆·戈德斯坦所言："在生物学中，1 是个好数字，2 也是个好数字，一旦超越了这个数量，你就可能拥有 100 万了。"

　　乌登弗兰德称这种化合物为原促肾上腺皮质素，这是其原始名称的缩写版本。"这是完全合理的，"他回忆道，"但这是表明事情将比预期复杂得多的第一个迹象，因为它暗示了 β－内啡肽正与促肾上腺皮质激素和促黑激素发生协同作用。在其中，一种化合物前促黑激素皮质素从垂体释放出来，有可能执行三种或三种以上的不同功能。"在那个夏天的一次会议上，乌登弗兰德将这种新的化合物比作像导弹一样的多目标独立再入飞行器，并将之称为"天然的分导式多头导弹"，这种说法激怒了他那些热爱和平的同事。

　　同年年末，乌登弗兰德实验室的另一项发现开始成形。尽管 β－内啡肽含有蛋氨酸脑啡肽，而 β－内啡肽又被包含在促脂解激素和前促黑激素皮质素之中，但和约翰·休斯一样，乌登弗兰德相信蛋氨酸脑啡肽不仅仅是由一个大肽分解后的副产物。另一个难题是，大脑的脑啡肽图谱与 β－内啡肽和前促黑激素皮质素的图谱不一致，原先由阿伯丁发现第二种肽是亮氨酸脑啡肽，而在大肽中显然不含有这种肽。亮氨酸脑啡肽从何而来？乌登弗兰德的结论是必然存在另一个分子前体。他的研究团队在大脑提取物中发现了少量前体，休斯在帝国理工学院开展工作后也启动了类似研究，但他们都无法分离出足量的化合物。

然后，在 1978 年，瑞典解剖学家托马斯·赫克费尔特（Thomas Hokfelt）发现，高浓度的脑啡肽不仅存在于大脑，也存在于脊柱底部靠近肾脏的肾上腺之中。事实上，肾上腺髓质中的脑啡肽浓度显著高于大脑中的浓度。

乌登弗兰德回忆说："这是一座金矿。"他的研究团队开始在牛的肾上腺中进行提取，次年分离出了让乌登弗兰德"惊讶不已"的 50 000 道尔顿的巨大蛋白质，并获取了足够信息。前体脑啡肽最终被发现含有六个蛋氨酸脑啡肽变体和一种亮氨酸肽，其中一部分由一到四个氨基酸所组成的中等大小蛋氨酸脑啡肽变体，相比休斯原来的含五肽的类型，强效数百倍，持续时间也更长。

因此，除了多种多样的前促黑激素皮质素之外，乌登弗兰德和他的同事在 1979 年所面对的是"一个庞大的含多肽的脑啡肽网络"，它们源于脑啡肽前体，有着不同的大小和化学特征，其靶标和功能也有所不同，这些差异或许是由于其发源地（大脑、肾上腺、肠道）的位置不同，也有可能和它们特定的类型相关。

阿夫拉姆·戈德斯坦给原本就纷繁复杂的局面继续添了一点乱。戈德斯坦为他的新肽创造了一个新名字——强啡肽（dynorphin），这个名字源自希腊词根 dynamis，意为"力量"。这个名称很适合，因为在豚鼠回肠试验中，强啡肽的效果证明比 β–内啡肽强 50 倍，比去甲吗啡（normorphine）强 200 倍，比亮氨酸脑啡肽强 700 倍。然而，强啡肽与 β–内啡肽或脑啡肽没有关系。戈德斯坦称，它"独树一帜"。

这种最新的内啡肽仍然如同谜一般。戈德斯坦早在 1975 年就曾怀疑过它的存在，当时他在成瘾研究基金会工作，重点是研究其合作者布莱恩·考克斯和汉斯约尔格·特舍马赫分离出的垂体阿片肽 1 型和 2 型。在得知垂体阿片肽 1 型就是 β–内啡肽后，戈德斯坦依然希望做出自己独创性的发现，因此他将注意力转移到垂体阿片肽 2 型上。阿片肽 2 型的分子量只有 β–内啡肽的一半，它的碱性（与酸性相反）更强，不会很快被冲出回肠。更有趣的是，这种内啡肽似乎与所有西德尼·乌登弗兰德发现的更长的含多肽的蛋氨酸脑啡肽无关。1976 年，在阿伯丁举办的国际麻醉品研究俱乐部会议上，戈德斯坦以模棱两可的口吻提到了这项研究成果，这种说话方式在他身上出现极度反常。

接下来的三年里，戈德斯坦不顾朋友和同事的劝阻，仍然固执地推进着对该物质的研究及报告工作；而罗歇·吉耶曼同样非常固执，他坚信戈德斯坦的发现只是幻觉。据一位研究人员的回忆，在 1977 年索尔克研究所举行的美国多肽研讨会上，当戈德斯坦报告了信息量甚微的成果时，吉耶曼站起身来，大胆地说："戈德斯坦，我向你挑战。如果你有 β–内啡肽以外的肽，证明给我看！"

然而，分析所谓的垂体阿片肽 2 型的化学成分带来了一些棘手的技术问题。"这种物质会粘在我们使用的色谱柱上，以至于我们再也看不到它，"时任戈德斯坦实验室主任的布莱恩·考克斯回忆道，"纯化它是一个漫长的过程。"每次戈德斯坦实验室运行高压液相色谱仪时，99% 的物质都会粘附在玻璃器皿上，导致无法得到足够的纯化物质。

1977 年初，戈德斯坦被确诊患有霍奇金淋巴癌，虽不是常见的致死性癌症，但也非常严重。经过数月的放射治疗，他努力保持跟上新内啡肽的进展，并继续履行作为成瘾研究基金会主任的职责。

那时由他创办的实验性药物治疗机构的员工已经增加到 70 多人，正在进行名为 LAMM 的长效海洛因替代品的全面临床测试，大家认为这种药物或能替代美沙酮成为治疗海洛因成瘾的更优选择。这项研究耗资巨大，即使聘用了专业的商业资金筹款人莱恩·康奈尔（Len Cornell）来帮助基金会融资，戈德斯坦还是发现自己为了研究募资经常到处奔波，而不是待在实验室里。

与此同时，因附近一系列入室盗窃案被归咎于在二楼治疗的瘾君子，研究所的邻居们对成瘾研究基金会提起了 400 万美元的诉讼。这使得阿夫拉姆·戈德斯坦被迫一年内终止已经开展的临床研究。

因为这些心烦意乱的事情，强啡肽的大部分工作落到了路易斯·洛尼（Louise Lowney）身上，他是戈德斯坦多年来的可靠助手。日本籍博士后立花信郎（Shinro Tachibana）也承担了大量研究工作，他们都因为无法分离出足量的新物质用于部分序列测定，而感到挫败和沮丧。到了 1978 年，他们手中强啡肽存量只有 1200 皮摩尔，相当于 0.00000000012 克，差不多就是几个普通细菌的总量，看起来似乎永远都不会有足够的样本。但就在那一年，戈德斯坦获悉加州理工学院的两位科学家勒罗伊·胡德（Leroy Hood）和迈克尔·亨克皮勒（Michael Hunkepiller）取得了技术性突破，他们开发了一种自动蛋白测序仪，将鉴定未知蛋白质和多肽结构式所需的材料数量减少了 1000 倍。1979 年初，加州理工学院的研究人员使用戈德斯坦的微量样本，解码出强啡肽的前 13 个氨基酸——它的活性核心。

戈德斯坦欣喜若狂。"亨克皮勒致电告知强啡肽序列后的几小时，是我有生以来最快乐的时刻，"他回忆道，"在这段时间里，我和他是世界上唯一知道这一确定无疑的事实——造物主在数百万年前留下肽的序列。我们揭示了大自然的奥秘。"对于这个蛋白的命名的建议就有 20 个，戈德斯坦说这就像"生了一个孩子"。

当戈德斯坦的工作人员成功地绘制出强啡肽的浓度分布图，并确定这种新肽的分布部位完全不同于脑啡肽和 β – 内啡肽（它主要存在于脊髓而非大脑中）时，这一发现就有了更大的实际意义和商业价值。当中国的研究者韩济生[①]论证了这种"新型"内啡肽在针灸镇痛中起到至关重要的作用时，制药公司也开始表示出兴趣。

"他们从一开始就对强啡肽非常感兴趣，"戈德斯坦说，"在疼痛治疗方面，如果有一种药能像吗啡一样强大，而又不会把人变成行尸走肉，这种镇痛药能赚很多钱。如果患者能在脊柱层面上就得到镇痛，就可以在不影响思维过程的情况下切断痛感；另一方面，强啡肽的镇痛机制是完全独立于吗啡体系之外的，因此强啡肽类药物将能有效降低心理成瘾的风险。"

然而，实验室的大鼠测试显示，虽然强啡肽是强效镇痛药，但它还有一些与镇痛无关的奇怪效应。戈德斯坦把这种行为称为"滚筒式转动"，他在 1980 年出版的《生命科学》（*Life Science*）杂志中这样描述：

> 注射过强啡肽（1-13）的大鼠表现出自发的怪异姿势。大鼠在给药后约 5 分钟出现肢体僵硬的表现，它向一侧伸展，四肢完全呈水平状。这一阶段过后，大鼠会转成侧卧，并伸展僵硬的前爪，同时沿着身体的纵轴僵硬地伸开后肢。最后一个阶段持续 5 ~ 10 分钟，然后通常会出现"滚筒

[①] 韩济生，中国神经生理学家，中国科学院院士。韩院士对于针灸在疼痛治疗中的作用有深刻的理解和独到的见解，尤其是他在内啡肽和针灸镇痛机制方面的研究，为科学界如何理解和应用传统中医提供了新的视角。——译者注

式转动"行为（100 只大鼠中 70% 出现了此行为），大鼠沿着其纵轴快速地旋转。最终出现的是类似阿片类药物的僵直状态。

戈德斯坦难以完全解释这一现象，也无法解释另一段异乎寻常且异想天开的插曲，这段小插曲是他在强啡肽研究的中间进行的，始于 1979 年的一个美丽的春天。他想知道内啡肽是否会引发令人愉悦的兴奋感，比如人们听到动人的旋律时会想突然起舞的感觉。因此，他记录了 70 名学生志愿者听他们最喜欢的录音时的"兴奋分数"。然后他给每个人都注射了纳洛酮以阻断内啡肽的效果。约半数测试者的兴奋感消失了，这表明我们耳朵听到的音乐就像给我们自己注射了内啡肽。

****

桑迪·麦克奈特（Sandy McKnight）是苏格兰人，他外表棱角分明，留着一头淡红色的头发，并蓄着翘八字胡。就在 1976 年 10 月 4 日他 28 岁生日那天，麦克奈特加入了成瘾药物研究部门。他作为休斯的助手来到阿伯丁，接替了特里·史密斯，后者在 1977 年 1 月离开，一部分原因是由于他在博勒斯惠康制药公司获得了一个研究职位，而另一部分原因是为了摆脱约翰·休斯。

休斯在 1977 年秋天离开后，麦克奈特非正式地成为了科斯特利茨的副手。他对这位老人怀有极高的敬意，他还和科斯特利茨的兴趣共通，也喜欢单一麦芽威士忌和阿片药理学，很快他就成了科斯特利茨在柯克盖特酒吧那张靠窗桌子的常客。

对麦克奈特来说，科斯特利茨的存在弥补了阿伯丁研究的实际局限。

据他回忆，除了高压液相色谱仪和少部分技术必需品，实验室里"没有太多华丽的东西，也没什么让人眼前一亮的东西"。在脑啡肽的故事成为科学神话后，许多人参观了该部门，和他们一样，麦克奈特起初对马里沙尔学院闻名的三楼实验室的简朴感到惊讶。

麦克奈特最初是协助休斯寻找脑啡肽前体。他对这个项目"一直不太满意"，在休斯离开后他不得不继续进行这项研究。几个月后，他收到了乌登弗兰德小组关于脑啡肽前体的首篇论文的预印本。由于阿伯丁的人力和技术水平无法和乌登弗兰德在霍夫曼－拉罗氏公司可支配的人力和技术资源抗衡，因此从那时起，麦克奈特开始在新内啡肽上坚持不懈"一点一点地"努力。他和科斯特利茨对强啡肽的一个片段（强啡肽1-8）特别感兴趣，他们觉得这就是化合物的活性核心。

1978年，科斯特利茨当选英国皇家学会院士。"这一年发生了许多大事，"麦克奈特回忆道，"约翰·休斯戴上了隐形眼镜，而科斯特利茨教授成了皇家学会院士。"在麦克奈特看来，科斯特利茨的精力仍然惊人地充沛——他会在头天飞到华沙参加欧洲脑研究会议，第二天又直接前往费城参加药物依赖问题委员会的会议。"有一次，他经由中国香港前往澳大利亚，然后直接返回了办公室，立刻处理了所有比较紧急的事务，并准备好了次日早上需要打印的信件。他拼命地工作。"

但对于任何一位78岁的老人，即便像汉斯·科斯特利茨这般杰出的人物，大家还是会为他担忧，他的年龄经常成为年轻员工喝酒时谈论的话题。

1981年1月的一个星期一早上，科斯特利茨打电话来说他生病了，这是之前从未发生过的事情，他说他头疼。就在上周末，他第三次当上爷爷，汉娜正在伯明翰看望他们的儿子迈克尔以及他的妻子和新生儿。两天后，麦克奈特得知科斯特利茨中风了。

他连续几周都无法行动，不得不重新学数数和看时间，不过在接下来的几个月里，他的情况得到了稳步改善。到了春天，他完全康复并且再次满世界地飞，所有人都松了一口气，只提出两个要求：第一，汉娜坚持和他一起旅行；第二，如果是在阿伯丁，他必须每天回家吃午饭。

8月，他和汉娜出席了在日本京都举行的第十二届国际麻醉品研究会议。美国国立药物滥用研究所作为阿片类药物研究的主要资助者之一，其代表抱怨"俱乐部"一词听起来不够"严肃"，因此麻醉品俱乐部被重新更名为国际麻醉品研究会议（the International Narcotics Research Conference）。在那次会议上，戈德斯坦的前研究生立花信郎报道了强啡肽完整的 17 个氨基酸序列。来自旧金山的年轻神经外科医生戴维·巴斯金（David Baskin）宣布，纳洛酮能使中风患者移动他们瘫痪的肢体。

巴斯金与脑外科医生细渊义雄（也是李卓皓的合作者）一起工作，他想研究纳洛酮发挥作用的确切原因。他推测，纳洛酮可能抵消了内啡肽的作用，阻断了患者大脑受伤区域的血液流动，由此产生了短暂（20 分钟）的镇痛效果，且只对部分患者有效。但他的宣布是一个完全出乎意料的进展，具有极大的治疗潜力，科斯特利茨在自己中风后也对此特别感兴趣。

在伦敦切尔西学院任教的哈里·科利尔将京都会议称为"相机大会"，因为很多国际麻醉品研究会议的成员购入了新型的日本相机和闪光灯装置，"拍出来的效果就像是我们变成了一群萤火虫"。比睿山举行的花园派对是会议社交活动最精彩的部分，传统舞蹈演员扮成狮子和巨型蜘蛛的表演将派对推向高潮，在这次表演中，蜘蛛最后用蛛丝捕获了狮子。"大多数人都陶醉地观看这场表演性质的较量时，"哈里·科利尔回忆道，"有少部分极其忠诚的英国人溜下楼去看电视，一件完全不同的事件正在发生，戴安娜·斯宾塞（Diana Spencer）女士和查尔斯王子（Prince Charles）大婚，戴安娜完成了对查尔斯的捕获。"

同年 10 月，汉斯和汉娜·科斯特利茨受中国科学院邀请在中国待了两周。在中国，人们兴奋地谈论着内啡肽及其与针灸的关系，这次访问令人难忘。那是 1981 年的初冬，科斯特利茨后来打趣地向麦克奈特承认，在长城上他冷得不得不穿了"两条秋裤"。

****

与破解脑啡肽结构式的激烈竞赛相比，马里沙尔学院塔楼内的小实验室生活更显得静谧和平淡，但这种沉稳的情绪不仅仅是阿伯丁人特有的。据坎达丝·珀特的估计，内啡肽研究领域"已经变得更加平和"。内啡肽不可预见的复杂性和庞大的数量，部分促成了这种变化，就像将其应用于治疗疼痛和精神疾病的首次尝试那样，想要一夜之间就取得突飞猛进的重大进展还不太现实，但这些积累都在一定程度上推动了内啡肽研究领域的发展。到了 1981 年，一切逐渐明朗起来，为了实现这些目标所需的细致缜密的艰苦工作，实际上才刚刚开始。

约翰·休斯在 20 世纪 80 年代初的研究目标跟他的同事们的一样典型。"是时候了，"休斯回忆道，"我们的眼界需要超越内啡肽的化学性质，看到它们之间的内在联系。要理解这些系统如何被控制，它们又控制了什么生理功能，最终如何作用于行为。"面对新的挑战，科学家之间的竞争被某种更深沉的思绪所缓和。竞争者们已经驶出了他们最初预期的港湾，驶向了未来的辽阔海岸。

第 10 章

聪明大鼠和愉悦跑者

如果说，顶级科学家之间的争论和激烈的公开竞争推动了内啡肽研究，那么这种争论和竞争则会吸引更多的研究人员加入进来。正如阿夫拉姆·戈德斯坦所说："这个行业里洋溢着激动人心的氛围。吵闹声推动了行业的发展，喧闹声吸引来了科学家。"尽管遭遇挫折和沮丧，但到了 20 世纪 80 年代初，内啡肽研究人员的队伍和内啡肽的数量一样稳步上升，这一主题的新论文也以每天一篇的惊人速度出现。

是寻求非成瘾性镇痛药的突破，还是向着精神疾病治疗大步迈进，都存在可能性。然而，许多研究小组的长期目标已经回归到基础上：完成从分子到人的内啡肽作用概述，探究简单化学如何在动物和人类中演变成复杂行为的新路径。这种探索将科学家带到了神经科学的前沿，这是一种新的医学研究方法，它将越来越多的"硬"科学（物理学、生物学和生物物理学）与行为科学、心理学和精神病学融合在一起。坎达丝·珀特认为："就像一道闪电连接了两个知识系统，将它们融合成为同一种语言。"与许多同事一样，珀特现在正试图解决一些玄妙的深奥问题，投身于研究心灵与身体、生理与情绪状态之间的区别和共通。

对于研究人员的初衷来说，内啡肽研究已经取得了很大的进展。对于迫切追寻的关于麻醉品成瘾的根本原因，人们已经找到了线索。科学家以内啡肽作为新理论根基，认为当成瘾者使用海洛因或其他兴奋剂时，可能因为异常地饱和阿片受体系统而导致了合成内啡肽系统的关闭。当药物效果消退时，没有内啡肽来限制它们的兴奋性，原本就处于兴奋中的神经纤维将变得过度活跃，导致恐惧、焦虑、寒冷和出汗等麻醉药物撤退等典型症状的发生。

然而，使用内啡肽来"治疗"成瘾者仍然还不明朗。李卓皓的合作伙伴唐纳德·卡特林发现，β－内啡肽似乎可以阻断某些测试者在戒断反应中所产生的类流感样副作用（胃痉挛、出汗、肌肉酸痛），且对成瘾者的基本心理和情绪机制没有影响；即使在 β－内啡肽治疗期间，成瘾者依然渴求麻醉药物。虽然在正常情况下内啡肽会被很快分解，但如果人为地延长它们的作用时间，内啡肽也会诱发成瘾。通过颅内注射的方式，在大鼠脑中注入 72 小时长效的脑啡肽或 β－内啡肽，当停止给药时，大鼠会出现一系列打喷嚏、颤抖、跳跃等行为，这些都是戒毒反应的特征，制药公司的化学家们也观察到，经过重新设计的蛋氨酸－脑啡肽变得更持久，尽管其药物依赖程度低于吗啡，但依然有致瘾迹象和症状。疼痛研究领域取得了最为明显的成功。坎达丝·珀特等人通过放射自显影和其他先进的图谱技术绘制了阿片受体和内啡肽的系统图，并探索出疼痛感知觉背后的神经系统连接图，它比之前科学家的图更详尽。新的连接图揭示了三条主要的疼痛通路，它们都富含内啡肽。第一条从负责刺激镇痛的大脑灰质向下延伸进入大脑后部的中缝核，继而从中缝核延伸到脊髓中名为背角的部分。在脊髓背角区域，这些下行的神经纤维与来自身体末梢携带疼痛信息的传入神经元相遇。

阿片受体和内啡肽出现在脊髓丘脑束中，这就是所谓的快速疼痛通路。

这条通路沿脊髓向上延伸至脑干及丘脑区域，在丘脑控制下，我们触碰到滚烫或尖锐物体时会瞬间产生缩手的回避反应。而在脊髓网状束中也发现了阿片受体和内啡肽，它们属于更缓慢的且扩散更广的神经网络，这条通路将疼痛信号传递到大脑的纹状体中，然后从纹状体传递到海马脑区和扣带回，即边缘系统区域，它们被认为是产生对疼痛的情绪反应的地方。看起来，在这些疼痛通路的任一节点上，内啡肽都可能扮演调节疼痛信号或阻断信号的关键作用。

然而，根据新连接图谱的的荧光显色簇，科学家已经能清晰地"看到"内啡肽的功能特征似乎与它的化学特征一样复杂。据阿夫拉姆·戈德斯坦观察："起初看似简单，吗啡作为一种镇痛药，沿着清晰的疼痛通路发挥作用，但其受体和内啡肽在神经系统中无处不在。疼痛只是它涉及的其中的一部分，内啡肽系统是一个涉及各种行为的普适系统。"

而内啡肽研究的挑战在于，人们将在未来数年中，从分子水平到活体层面追踪以下这些效应：

- 杏仁核和其他边缘结构中的高浓度内源性阿片肽被认为会引发麻醉药品的欣快效应，这强烈表明内啡肽也能介导愉悦的情绪；

- 位于脑干的迷走神经核和极后区是咳嗽反射的控制区域，其中的脑啡肽可能是天然的止咳剂；

- 在肠道中，正如汉斯·科斯特利茨 20 年前所了解的，内啡肽可能减缓肠道痉挛；

- 西德尼·乌登弗兰德所发现的肾上腺脑啡肽，可通过调节肾上腺素的释放来减缓心率和呼吸节律；

- 而在下丘脑和垂体腺内发现的 α–内啡肽、β–内啡肽、γ–内啡肽表明，"体内吗啡"的作用各不相同，它能影响食欲、降低体温以及通过抑制促肾上腺皮质激素来调节对压力、恐惧、焦虑的身体和情绪反应，同时作用于受到细菌和病毒损害或入侵的体内免疫系统。

早期的线索大部分来自大鼠实验。由于大鼠的器官和神经系统的反应模式与人类相似，并且可进行预测，因此大鼠可以作为精良的测试模型。但一组在人类身上进行的平行研究，也为内啡肽先前未曾发现的功能提供了（间接的）线索。

****

很显然，内啡肽能够对实验动物产生镇痛作用：无论是注射天然的还是人工合成的内啡肽，疼痛反应（即大鼠暴露于热灯、热板、尾夹时，出现的缩脚或甩尾时间）都会被显著减弱。

内源性阿片肽似乎也能阻断人类的疼痛。有日本的研究团队将罗歇·吉耶曼提供的 β–内啡肽注射到 14 名癌症患者的脊髓中时，所有患者都报告疼痛得到了明显缓解，平均镇痛持续时间超过 30 个小时，在个别病例中，甚至超过了三天。与此同时，吉耶曼与弗洛伊德·布卢姆和让·罗西尔（Jean Rossier）合作，对细渊义雄的脑部电刺激研究进行了随访研究，发现一组接受电刺激镇痛治疗的患者的脑脊液中的内啡肽水平增加了两到四倍。然而不仅仅是从科学家处获得证据。美国有超过 250 万例的疼痛患者尝试了针灸疗法，成功缓解了"网球肘"到偏头痛等各种症状。另外，作为海洛因成瘾者的治疗方案，针灸也被证明前景喜人，因此英美两国也致力于将这种技术应用于香烟和可卡因等其他成瘾者。戴维·迈耶关于针灸镇痛的开拓性实验大力宣称，这些镇痛效果中至少有部分是得益于内啡肽。

另一些异乎寻常的成果扩宽了人们在疼痛感知中对内啡肽功能的研究。1978 年胡达·阿基尔大胆的亲身试验就是最佳案例，它表明内啡肽与分娩存在联系。在儿子出生前的几个月，阿基尔就开始采集自己和胎儿的血液样本进行内啡肽分析。就如她在另外两名母亲和新生儿身上所发现的一样，血浆的内啡肽水平在分娩前几个月开始上升，在分娩期间达到了比正常水平高六倍的峰值。尽管阿基尔谨慎地避免对该现象的原因进行猜测，但有人提出，内啡肽的增加可能是自然界缓解分娩疼痛的方式。对于坎达丝·珀特来说，她的女儿瓦妮莎于次年出生，这些证据奠定了一种新的理论基础。她评论道："想到胎儿漂浮在充满内啡肽的阿片受体中就很有趣，在这种状态下，胎儿昏昏欲睡，宁静安详，无须呼吸。它在子宫内被液体包围时并不需要呼吸，它只有在出来以后才开始呼吸。想到胎儿处于受内啡肽介导的幸福状态中，就让我着迷。"

与此同时，加州大学旧金山分校的一位名叫霍华德·菲尔兹（Howard Fields）的研究员在研究了"安慰剂效应"后，被新的内啡肽领域所吸引。古往今来，有证据显示，医生一直使用被称为糖丸疗法的安慰剂进行治疗。安慰剂源自拉丁语，有"我将取悦你"之意，对约为三分之一的患者均有疗效。

1978 年，菲尔兹在一群志愿者中研究拔除阻生智齿后的疼痛程度。超过三分之一的测试者报告服用作为安慰剂的生理盐水后疼痛获得显著缓解，而菲尔兹还发现，在注射阿片拮抗剂纳洛酮后，这种镇痛效果会消失。随后，阿夫拉姆·戈德斯坦在对 30 名患者的随访研究证实了这一结果。

初步的结论为，安慰剂效应是基于内啡肽的释放，霍华德·菲尔兹想进一步研究安慰剂的作用范围有多强，他想知道："这一系统能否被人为地激活？也就是说，人们能否通过意志力来减轻疼痛，或学习一些心理技巧来启动抑制疼痛的系统？"

而另一些行为学研究也支持了李卓皓一直在传播的一个观点，即内啡肽兴许既是一种"快乐激素"，又是一种疼痛调节剂。加州大学洛杉矶分校电刺激镇痛中心创始人之一的约翰·利伯斯金德观察到，服用脑啡肽的老鼠脑电图模式出现"有趣的波形"，这种波形与在安全环境下饱食动物的脑时记录到的类似，这种模式被其他科学家称为"愉悦波谱"。

离开惠氏制药到加州大学欧文分校任教的拉里·斯坦和詹姆斯·贝卢慈，将亮氨酸脑啡肽称为"最重要的快乐肽"。斯坦回忆道，他们的实验鼠只是间歇性地摄入蛋氨酸脑啡肽，然而"动物们却为亮氨酸疯狂"。他推测这两种肽在自然状态下的功能可能不同：蛋氨酸充当疼痛调节剂，而亮氨酸充当"欣快源，是一种天然的奖赏递质"。

与此同时，其他研究人员开始报告老鼠摄入内啡肽将学习得更快，且其学习效果的维持时间更长。荷兰鲁道夫·马格努斯研究所的戴维·德维德及其团队发现，α - 内啡肽和 β - 内啡肽提高了实验鼠的学习能力，并在电击测试中提高其躲避电击的记忆能力。安德鲁·沙利（罗歇·吉耶曼的主要竞争对手）测试了天然及合成蛋氨酸脑啡肽，发现似乎能提高大鼠在迷宫中的学习能力（令人费解的是，吗啡具有截然相反的效果）。综合多个实验，能够得出的理论是，内源性阿片肽能够帮助大鼠内部的强化学习能力，进而有助于学习记忆，也有可能增强复杂的本能行为。格林大学

（Bowling Green University）的心理学家贾亚克·潘克塞普（Jaak Panksepp）发表了许多基于纳洛酮测试的有趣实验。特定剂量的纳洛酮不仅可以减少大鼠的玩耍时间，并干扰其记忆检索能力；还会破坏金鱼的集群行为，并在犬类实验中发现能抑制狗摇尾巴。潘克塞普认为，这些抑制效应证明拮抗剂能够对抗内啡肽在这些复杂的本能行为中的作用。

　　基于这些证据，坎达丝·珀特和其他科学家认为，内啡肽在人脑中发挥了双重作用。内啡肽可以通过抑制神经放电来阻断疼痛通路上的信息传递，同时还能够以类似但方向相反的方式，通过化学性地影响奖赏行为、本能行为和学习记忆，加强信息从大脑后侧的原始中枢向大脑皮层的高级思维中心的流动。珀特反思道："这样看来，系统好像建立了某种转换机制，其中的受体和内啡肽充当感觉过滤器的作用，这或许与选择性注意有关——决定了我们在特定时刻需要注意什么。"

　　另外，也有推测认为，内啡肽以化学的方式增加了长距离跑步（或慢跑）后的兴奋感，这也与所知的内啡肽功能一致，它既充当疼痛调节剂又充当快乐肽。"你得先跑到浑身疼痛，然后一切会变得轻松无比。"一位跑步者这样描述自己竭尽全力运动后的欣快状态，到达"这种状态"已经成为美国日跑 2600 万英里的 3000 万慢跑爱好者神话般的目标。有人则声称自己对跑步"上瘾"，当环境不允许他们进行日常跑步时，他们甚至抱怨因此出现的急躁、焦虑等"戒断"症状。

　　这类主观描述绝非普遍现象。"我认为这纯属虚构，"一位经验丰富的纽约马拉松运动员表示鄙夷，"我感觉不舒服，我感到疼痛。"然而内啡肽的发现提出了一种可能性，能证明"跑步者高潮"也许是有生理基础的。人们发现，在遭受到"不可避免的足部电击"的大鼠身上，会出现一种奇特的疼痛缓解形式。在甩尾测试中，当大鼠对热痛不太敏感时，它们的脑部会出现很高的内啡肽水平。这种现象被命名为"应激诱导镇痛"。跑步者或许也经历了类似的作用，他们的内啡肽有助于突破痛觉屏障。

1980 年，位于密尔沃基的威斯康星医学院（the Medical College of Wisconsin）的史蒂文·甘伯特（Steven Gambert）的一项研究支持了"跑步者高潮"理论。甘伯特分析了在跑步机上跑了 20 分钟的测试者的血液样本，发现他们血液内的 β–内啡肽水平大幅增加，甚至有个别测试者的内啡肽水平增幅高达 400% 以上。

一年后，麻省总医院（Massachusetts General Hospital）的两名研究员丹尼尔·卡尔（Daniel Carr）和珍妮特·麦克阿瑟（Janet McArthur）完成了一项试验，旨在测试日常锻炼对测试者的内啡肽水平的影响。训练计划为期四个月，需要在训练开始、中期和结束时采集测试者的血液样本，这些测试者都是自愿参加测试的健康女性，她们平时不运动，但在训练时需要每周六天、每天一小时进行高强度健美操以及在健身房中骑车或跑步的锻炼。该研究的结果表明，在项目的早期阶段，女性测试者的 β–内啡肽水平总体提高了 50% 以上。此外，研究人员还观察到，随着训练课程的推进，内啡肽的水平逐步上升到近 80%。体能训练似乎提高了内啡肽水平，卡尔和麦克阿瑟认为这或许解释了一个事实："越锻炼，感觉越好。"

其他研究也表明，跑步和运动能提高血浆中 β–内啡肽的水平。然而，对于这个新信息的理解，科学家与跑步者一样也存在分歧。问题在于，内啡肽的阿片类效应已知是在大脑发挥作用而非血液中，因此无法将跑者高潮的主观体验与血流中 β–内啡肽水平的大幅提升联系起来。虽然 β–内啡肽是脑源性的，但是一旦被释放到血液中，似乎就无法跨过血脑屏障回到大脑中。尽管如某些科学家所言，人体在高压力的情况下拥有某种特殊的适应机制，使得 β–内啡肽能够被重新吸收进入大脑。然而仅依赖对这些跑步者的间接数据测量，是无法得出确切结论的，除非对跑步者的大脑进行"研磨和结合术"实验。

尽管有这些缺陷，但研究者们仍然试图完成进一步的尝试。"如果内啡肽在大脑中累积，"丹尼尔·卡尔认为，"这就可以部分解释为什么人们剧烈运动时好像不会发现自己受伤。也能解释为什么经常锻炼的人，情绪能够得到改善，以及为什么习惯锻炼的人如果不得不停止锻炼则会感到无所适从。"然而，内啡肽的作用是不稳定的。

魁北克大学（the University of Quebec）运动心理学系教授迈克尔·萨克斯（Michael Sachs）采访了刚开始慢跑训练的人，几乎没有人提起跑步后的欣快感，而他所采访了较熟练的跑者，其中仅一半人表示曾经历过跑者高潮。在那些经历过这种体验的人中，都认为至少要持续跑步 35 分钟才能达到这一状态，这是不可少的条件。没有疼痛就没有收获，当然也没有跑者高潮。

在相关的研究中，丹尼尔·卡尔的同事珍妮特·麦克阿瑟开始进行内啡肽水平变化与女性跑者的月经不调（指月经过少的症状）之间的相关性研究。加拿大曼尼托巴大学（the University of Manitoba）的研究小组的实验已表明它们之间存在关联。当向月经不调的女性测试者注射纳洛酮拮抗剂时，她们体内的黄体生成素（排卵的关键调节剂）显著上升。内啡肽显然是被纳洛酮阻断的，这意味着，内啡肽有可能降低黄体生成素水平而引发月经不调。珍妮特·麦克阿瑟研究的女性跑者随着内啡肽水平上升，虽然愉悦感提高了，但是也有可能导致月经周期紊乱，带来生育能力下降的风险，从而造成负面影响。

丹尼尔·卡尔希望以麦克阿瑟的数据和未来的研究为基础，能很快制作出易于阅读的图表，帮助女性安排她们的锻炼计划。他建议说："特定体重和身高的女性，也许能通过查阅图表，只要保证每周跑一定的英里数，生育率就会降低 1%。"有些男性跑者也抱怨性欲下降，因此为男性制定的指引图表兴许也能帮助他们规划锻炼计划。

像丹尼尔·卡尔和珍妮特·麦克阿瑟所进行的持续研究，至少能够通过观察对健康有重要意义的现象，来提供客观的测量标准。虽然他们的研究并未解决科学家关于运动对内啡肽影响的争议，但证明了在特殊情况下，某些个体的内啡肽水平可能会呈现出显著变化。

****

越来越多的证据表明压力与内啡肽有关，因此当研究人员发现压力、内啡肽和免疫系统之间存在着有趣联系，也就不足为奇。但是，这一发现也是通过间接途径得出的。

这项研究起初源于 20 世纪 70 年代末，坦普尔大学（Temple University）行为心理学家戴维·马尔古莱斯（David Margules）对内啡肽与肥胖之间的联系进行的研究。他测试了"Zucker 肥胖大鼠"——这些大鼠被强迫暴食，体重是正常大鼠的五倍，但在注射纳洛酮后，他发现大鼠停止了暴饮暴食。通过对大鼠的大脑进行化学分析，结果显示它们的垂体 β-内啡肽浓度超出正常范围，这表明过量的多肽导致动物暴饮暴食，逻辑上讲则是肥胖综合征。他推测，类似的内啡肽失调可能也在人类中发生，而纳洛酮也许会有助于人类肥胖的治疗。

虽然戴维·马尔古莱斯一开始的发现受到了包括罗歇·吉耶曼和弗洛伊德·布卢姆在内的多方批评，但他对肥胖大鼠的研究再一次受到人们的关注，后续研究也拉开了帷幕。

这次马尔古莱斯发现，遗传性肥胖小鼠除了具有较高的内啡肽水平，还能抗肿瘤，这受益于增加的"天然杀伤细胞"，这是一种抗病的白细胞，能够立即识别未曾接触过的外来细胞。

马尔古莱斯、坎达丝·珀特和其他不少人，如著名作家诺曼·卡曾斯（Norman Cousins）等都认为，内啡肽不仅能够镇痛，还能带来愉悦感或减轻压力，也可能影响动物乃至人类对抗心脏病和癌症扩散的能力。这意味着情绪通过大脑的神经化学系统发挥作用，可能影响到免疫反应，甚至改变抗病能力。

在对人类测试者进行的几项研究得出结论后，情绪状态（如心情、态度等）可能会对疾病的产生及治疗产生重要的作用。在此之前，这一观点还几乎被当作异端邪说，但从那时起开始得到医疗机构的广泛支持。越来越多的神经科学家讲到情绪和身体的新联系时，会提及"心理神经免疫学"（psychoneuroimmunology）一词，其中最引人关注的是对压力的反应。例如，迈阿密退伍军人管理局（the Veterans Administration）的医学研究员玛格丽特·林恩（Margaret Linn）对重度吸烟者进行了为期五年的研究，目的是研究情绪因素是否导致一部分人更容易患癌。她得出的结论是，离婚、家庭疾病、失业等生活中的创伤都会发生在患肺癌和未患肺癌的吸烟者身上，但两组人群在对待事情的态度上却有迥然差异。患癌者对能够引起情绪波澜的事件更为紧张，并且在有不好的事情发生时，他们认为自己应该为此负有更大的责任；而相较之下，未患癌的吸烟者对待压力的看法则比较轻松。林恩进一步指出，在那些感知到高压力的患者中，即使在癌症病发前，他们的免疫反应也较低。

位于波士顿的贝斯以色列医院（Beth Israel Hospital）对一组健康的大学生被试进行了类似实验，发现承受更多心理压力的被试其"天然杀伤细胞"的水平仅为正常水平的三分之一，而且他们所发现的白细胞类型与戴维·马尔古莱斯在抗肿瘤肥胖小鼠中发现的白细胞类型完全一致，抗肿瘤小鼠拥有大量天然杀伤细胞的同时，还拥有高水平的 β－内啡肽。马尔古莱斯认为，内啡肽的水平上升可能会激发"自然杀伤细胞"的活性，从而增强了动物的免疫反应。"这将是一场划时代的革命，"他评论道，"但我们也需要警惕它所带来的后果，需要始终保持积极的状态……"

坎达丝·珀特承认，问题远远多于答案，但她确信内啡肽是"情绪的化学物质"，在人类复杂的愈合过程中起到了重要的作用。

****

最后一个有争议的领域是内啡肽在调节性反应中的作用。美国国立卫生研究院的杰西·罗斯（Jesse Roth）发现 β－内啡肽在变形虫等单细胞动物中作为繁殖信号，吸毒者将海洛因强烈的"快感"和性高潮相提并论，这些信息都为猜测内啡肽系统在引发性欲和性满足感中发挥作用奠定了基础。然而，针对这一假说进行的测试却得到了相互矛盾的实验结果。

1977 年初，拉尔斯·特伦纽斯及其荷兰合作者本特·迈耶尔松（Bengt Meyerson）发现，将注射了微剂量 β－内啡肽的雄性老鼠与雌性老鼠置于笼内，肽类药物的作用不尽如人意。"注射内啡肽的雄性不断地接近雌性，展示了交配前所有的行为，却在它本该骑上雌性的时候中止了行为。与对照组相比，主动骑跨的雄性展现出更长的潜伏期和更快的频率。骑跨的方式也是不正常的（没有真正的抓握和推挤行为），因此几乎没有完成交配。"也就是说，尽管这些动物的欲望并未降低，但其表现出的行为却令人失望。

特伦纽斯并未直接得出异常的 β - 内啡肽水平与人类性功能障碍相关的结论，但这种可能性却出现在了马萨诸塞州贝尔蒙特市的麦克莱恩医院（McLean Hospital）的杰克·门德尔森（Jack Mendelson）的脑海中，他是医院酒精和药物滥用治疗部门的主任，他立即跟进了这项研究。经过迅速的研究，门德尔森发现注射纳洛酮可能会抵消内啡肽的作用，从而提高正常男性测试者的性欲，甚至有助于治愈阳痿患者。

这些结果让阿夫拉姆·戈德斯坦感到不安，从他严格的生物化学观点来看，在动物和人类中研究内啡肽功能所累积的大部分数据不过是一场"神奇的魔幻之旅"，毫无意义。他迅速进行了自己的研究，并发表了《反对内啡肽参与男性性冲动和性高潮的证据》（*Evidence Against Involvement of Endorphins in Sexual Arousal and Orgasm in Man*）——这是一种间接的反驳，他期待这篇论文能超越其限定的主题，平息"最近困扰科学界和大众媒体的种种狂热猜测"。

与门德尔森一样，戈德斯坦认为如果内啡肽在性欲中起作用，那么阿片拮抗剂纳洛酮就能改变性反应。一名 35 岁的男同事自愿成为测试者，在为期 12 次的实验中，戈德斯坦每周在"安全的私人办公室"给测试者注射纳洛酮或生理盐水。在戈德斯坦离开房间后，测试者在科学指示下进行手淫。

为保证科学的准确性，注射使用严格的双盲法，在房间内"不允许有任何的读物、图片或其他的人为性刺激"。但不可否认的是研究中仍然充满了其他"不可避免的干扰"。作为预防措施，测试者每分钟通过蜂鸣器发出信号，让戈德斯坦知道他一切正常，以免纳洛酮造成任何不良反应。测试者还被要求记录阴茎完全勃起和性高潮的大致时间，并记录注射是否对他的反应"有帮助、有伤害、没影响"。

在所有实验中，测试者都报告说没有任何效果，这个负面的结果被戈德斯坦在《普通精神病学档案》（*Archives of General Psychiatry*）这一权威杂志上大肆宣传。然而，关于内啡肽功能的争议不会就此结束。

内源性阿片肽与疼痛调节、愉悦、学习与记忆、压力、免疫系统反应以及性反应之间存在联系的假说无疑令人振奋，特别是通过它还有可能把化学、生理学和情绪状态整合在一起。但人类实验和动物实验的结果仍然颇有争议。在明确的分子事件和明确的行为事件之间，隐藏着成千上万个离散的化学和生理子事件。科学家开始将注意力转移到这些谜题上，等待着下一次机遇和突破。

第 11 章

交响曲与管弦乐队

撑着雨伞的朦胧身影穿行在雾蒙蒙的美国马萨诸塞州科德角海滩上。6 月初的科德角时间尚早，气温也很低。雨下了一整天，举办国际麻醉品研究会议的西科莱斯特酒店（the Seacrest Hotel）休息室窗户蒙着一层雾气。

科学家从各自的房间漫步进入酒吧，电视上正播放着赛车比赛，赛车的轰鸣声响彻酒吧。坎达丝·珀特穿着破了洞的蓝色牛仔裤，高大的阿夫拉姆·戈德斯坦鹤立鸡群般站在人群中，约翰·休斯和他苗条的棕发女伴朱莉·彭宁顿（Julie Pennington）在一起，她近来频频同休斯一起参会。

……我们正对 α－新内啡肽测序……

……他要是问起，就把强啡肽 1-13 寄给他……

……κ 1 号，κ 2 号……

科学家的对话断断续续，像对暗号一样的隐秘，描述着一个简单的发现，但这已变得一点也不简单了。

约翰·休斯从未想过内啡肽研究会扩展至如此宏大的范围和规模。自从八年前他在波士顿会议向少数与会者汇报 "X 物质" 以来，他最初的化合物被发现实际上是由两个小肽段组成，即蛋氨酸脑啡肽和亮氨酸脑啡肽。

研究成果伴随着 α - 内啡肽、β - 内啡肽、γ - 内啡肽的发现数量猛增，如今他和科学伙伴面对的是三个庞大的内啡肽家族——有着近 20 种不同的亚型。内啡肽有短、中、长三种形式，每种形式都有自身特性和适配功能，一部分构成了内部的疼痛调节系统，且和精神疾病、针灸、食欲、免疫反应、压力、"跑者高潮"有关。正如一位研究人员所说，内啡肽有调节心跳和体温的"非常基础的功能"，也有影响情绪和驱动力的"非常复杂的功能"。

胡达·阿基尔称之为"繁忙的化合物"，它们并不是孤立地发挥作用，而是通过"共同释放"和"共同调节"许多其他的化学递质（如乙酰胆碱、去甲肾上腺素、血清素）来将杂乱无章的电化学神经系统信息的杂音过滤成一致的反应模式。德里克·斯迈思将身体合成和释放的内啡肽比作艺术家的调色板——"根据生物体的需求，不同颜色混合配置，呈现出微妙复杂的效果"。这些研究成果的积累启发了另一位研究人员阿诺德·贝克特，他预言道："未来，我们会将个体与个性视为头脑中的化学之声，谱写成脑中交响曲。"多种内啡肽和递质根据我们基因中的信息合成，如同"交响乐团"中的演奏者弹奏乐器，再通过酶的塑造发挥其精准效应，就像指挥家去诠释作曲家的乐谱，这对来参加 1982 年科德角会议的研究者来说仍是不解之谜，他们中的许多人还很年轻，他们通过会议聚到了一起。自科斯特利茨在巴塞尔召开第一次国际麻醉品研究俱乐部的"非正式"会议已经过去了 12 年，那次会议只有 12 位科学家出席。如今，参会人数近 300 人，来自十几个国家，至少涵盖了同样数量的学科领域。当然，观点和思想的冲突一直存在——生化类和行为类的科学家总是意见不一致——如果用音乐来类比科学家工作的终极要义，他们就像一支不甚和谐的大型交响乐团，却演奏出奇怪但迷人的音乐。

糟糕的天气把科学家困在室内，但是似乎无人介意。有位与会者愉快地说："这样你就能一直工作了。"在唯一一个天气不错的日子里，坎达丝·珀特在酒店游泳池旁为她刚出生的儿子布兰登·珀特（Brandon Pert）喂奶，这是她的第三个孩子，八个月前出生于家中客厅壁炉前。因为坎达丝·珀特相信，在自然环境中生产会使孩子的内啡肽水平更高；这也切合她当前的理论，内啡肽在母子关系中发挥至关重要的作用，她希望布兰登能获得他与生俱来的神经化学权利。她的丈夫阿古协助她度过了漫长而艰难的分娩过程，此刻他安静地坐在她的身旁。

"一开始我研究的是常规的药理学问题，"坎达丝·珀特说道，"如今我研究的是情绪的生物化学机制。如果内啡肽是追求愉悦的'快感肽'，那它们在进化史上可以追溯到深远的渊源。使用它们的方式由本能决定。水蛭除了性神经节有五个脑啡肽神经元，每个神经节细胞中心都有一个脑啡肽细胞。当使用电刺激去激活这些细胞时，会引起水蛭勃起。通过性和食物等奖励来帮助动物做出基本决策，那就是基本的情绪，受体是情绪的靶点。"

在海滩上，科学家们组织了一年一度的排球比赛。一名救生员正在海滨小屋的台阶上清理一条无头鳗鱼的残骸。坎达丝·珀特开玩笑说，可能是她的某位醉心工作的同事为了钻研鳗鱼脑的内啡肽而捣毁了它，把它搞得一团糟。"我不会让他们中的一些人得逞的，"她苦笑着说，然后陷入了深思，"整件事就像科幻小说一样，当我在布林莫尔学院读本科时，阿古是我的心理学老师，我们想象过找寻行为和情绪的分子基础。现在实现的比起当时设想的好了上千倍。有了受体和内啡肽，你可以从意识形态一直整合到分子。"

刚从海里游泳回来的约翰·休斯，懒洋洋地躺在附近的躺椅上。休斯的自身问题一直没有解决。离婚使他备受打击，他还患上了严重的脑膜炎。此外，他在帝国理工学院的工作并未达到他的预期。由于他肩负了超负荷的行政职责，导致他的研究项目无法取得显著成果，相关经费也被削减了。因此，他在年初接受了一个新职位，到英国剑桥帕克－戴维斯制药公司探索性研究部门担任主管。尽管休斯心情失落，但近来他变得越来越平易近人了，朋友们都说这都是朱莉·彭宁顿的功劳。他似乎是第一次开始享受作为年轻且著名的科学家的额外福利。

在西科莱斯特会议上，休斯汇报了分离出的一种巨大的脑啡肽"前体的前体"，重达约 90 000 道尔顿。更多的复杂性研究还在不断展开。

****

然而，医学研究的目标是对疾病进行有效和人道的治疗，而不是制造混乱。正如一位年轻科学家在西科莱斯特会议上所强调的，面对巨大的困难时所产生的"希望的压力"正是最终成就的来源。

在瑞典乌普萨拉的拉尔斯·特伦纽斯实验室里，希望的压力体现在对"神经源性"疼痛的研究上，这种慢性、持续性疼痛在患者受伤愈合后长期存在。截肢后多年的"幻肢疼痛"只是其中一个教科书式的例子，这种涉及各种类型伤害的综合征广泛存在。据1982年美国全国广播公司（National Broadcasting Company，NBC）的一段新闻报道估计，美国的患者数量高达 5000 万，给社会带来的成本高达数十亿美元。虽然病因是无形的，但疼痛却是切切实实的，这也是患者面临的困境，他们得不到令人满意的治疗。慢性疼痛患者到处求医，即使是用吗啡这样的处方镇痛药也无效。

直到 20 世纪 70 年代末，神经外科医生通过切断给大脑传递疼痛信息的神经来治疗患者。这种方法被证明是无效的，常常还会使病情恶化，以至于著名的神经外科医生 W. K. 利文斯顿（W. K. Livingston）曾痛心疾首地说：“最好的神经外科医生是没有手的医生。”

1982 年，特伦纽斯小组测试了一种称为经皮神经刺激器（transcutaneous nerve stimulator，TNS）的设备，它看起来很像索尼随身听，只是用金属壳上挂着的两根包裹的电极线，来代替立体声耳机。它产生的效果类似于针灸，可有效治疗关节炎、偏头痛和运动损伤引起的疼痛，不同的是它使用触摸垫而非针灸针。强生公司等制药公司已经开始销售的经皮神经刺激器，仅限于处方使用。

特伦纽斯报告称，在接受经皮神经刺激器治疗的神经源性患者中，四位中有三位发现这种治疗有帮助。他认为，神经源性疼痛症起初是一种“解码错误”，部分归因于内啡肽失衡。神经源性疼痛患者的脑脊液中内啡肽水平“非常低”。特伦纽斯观察到经皮神经刺激器能在缓解疼痛的同时提高他们的内啡肽水平。在阿片类药物对他们无效的情况下，电刺激产生的内啡肽起作用了。

****

约翰·休斯即将加入帕克 – 戴维斯制药公司，这表明大型制药公司对内啡肽的兴趣持续存在，但这些公司的研究人员试图创建一种优于传统麻醉药的内啡肽镇痛药，尚未取得实质性成果。在礼来制药公司，罗伯特·弗雷德里克森在试图扩展美克法胺项目时仍面临着难以克服的管理层的阻力，他必须证明这种基于脑啡肽的药物疗效是最畅销的麻醉药杜冷丁所不能及的。在前一年，即 1981 年，罗伯特·弗雷德里克森说服了研究管理人员委员会（the Research Management Staff Committee）资助佛罗里达大学（the University of Florida）的加里·德文（Gary Devane）一项 5000 美元的研究，结果出来后，他们发现把美克法胺注射到怀孕绵羊时，不会进入胎儿的血液中，也就是它通过跨越血脑屏障来缓解疼痛，而不会像杜冷丁一样穿过胎盘屏障。实际上，标准的《医生案头参考》（*Physicians' Desk Reference*）中就有关于杜冷丁这一效应的警告。

这个实验表明，美克法胺对于分娩期间的母亲可能更安全，弗雷德里克森在达拉斯产科会议上发起了一次快速调查，并由礼来制药公司营销部执行。他们的问题是，如果有药物兼具美克法胺的优点，产科医生会使用它吗？反应是积极的。接受调查的医生中有 80% 表示，他们将弃用杜冷丁。1982 年 1 月，弗雷德里克森向委员会汇报了该调查及《医生案头参考》的相关摘录。"这个项目随时都可能被终止。它既昂贵又难以执行，"他回忆道，"美克法胺在产科的潜在应用是一个突破口。"

按照礼来制药公司的标准，在产科投入 2000 万到 3000 万美元之间尚可接受，但委员会在确保化合物在绵羊身上发挥的优势在临床上同样适用于孕妇之前，拒绝批准扩大项目规模。

弗雷德里克森为美国食品药品监督管理局撰写了一份新的人体测试方案，包含 30 名分娩期产妇研究的积极成果。1984 年 8 月，他前往圣路易斯的孟山都公司（Monsanto）担任高级研究职位。离开前，弗雷德里克森向礼来制药公司的委员会做了最后的陈述，测试扩展至 200 名女性似乎是水到渠成的。礼来制药的一位营销总监直言："你一定知道美克法胺绝不可能成为一种药品。你纯粹是在浪费时间。礼来制药从没支持过美克法胺。"虽然高层管理人员保证情况并非如此，但这番话撼动了弗雷德里克森。

在礼来制药公司工作的最后一天，弗雷德里克森搬着一箱沉甸甸的文件离开生物研究大楼穿过停车场，他依然对他长达 10 年的努力的潜在成果表示乐观。商业上首个内啡肽镇痛药美克法胺的未来仍扑朔迷离。

****

1982 年 3 月，内森·克兰出现在曼哈顿市中心的一个法庭上，在一份永久禁止他"以任何方式使用实验性药物"的法律文件上签了字。美国纽约南区检察官约翰·S. 马丁（John S. Martin）向联邦法院提起诉讼，指控内森·克兰违反了《食品、药品和化妆品法案》（ *the Food, Drug, and Cosmetic Act* ），声称他于 1977 年和 1978 年治疗了 23 名患者（比他汇报的多了 9 名），未经政府许可擅用 β–内啡肽，甚至在少数情况下未经患者本人知情同意。

波多黎各会议都过去五年了，正如内森·克兰的助手海因茨·莱曼回忆的那样，克兰也煎熬了五年。

> 波多黎各会议结束后的那个夏天，我们接到美国食品药品监督管理局专家组的电话，他们警告我们不要再犯。但事情并未就此结束。他们采取了非同寻常的措施，对克兰提起了刑事诉讼——居然是刑事诉讼！他们声称，克兰诱使李卓皓跨州供应原料，而这一犯罪行为违反了《曼恩法案》（ *Mann Act* ）。

海因茨·莱曼表示，作为加拿大公民，使内森·克兰免受这一起诉。然而 1977 年春夏之交，美国食品药品监督管理局调查人员曾多次探访李卓皓。李卓皓回忆道，一开始他们似乎"大多对 β–内啡肽如何制备感兴趣"，这个调查最后戛然而止。李卓皓意识到并说道："他们想让我提供对克兰不利的证据，我是不会这么做的。"

在海因茨·莱曼的印象中，美国食品药品监督管理局准备在那年夏天以给予警告的方式结案。然而，这个案件引起了美国卫生与公众服务部（the US Department of Health and Human Services）总检察长理查德·P. 库塞罗（Richard P. Kusserow）的注意，他开始接手调查，并在接下来的几年里，似乎决意要"抓捕"克兰。随着案件的推进，克兰的律师费攀升到近 10 万美元。他的日常生活和执业都被打乱，他私底下告诉莱曼，他感觉自己"被追捕"，并抱怨"有人对他进行报复"。

在出庭的那天下午，内森·克兰通过他的律师西摩·格兰泽（Seymour Glanzer）发表了一份声明："这件不幸的事情已经过去，我将继续致力于减轻精神障碍患者的痛苦，为患者及医学界服务。"

在接下来的几周，他好像松了一口气，甚至感到乐观。当他重新投入到工作中时，他的精力水平并未减弱，但他作为实验者的职业生涯却已经结束了。他的女儿玛娜回忆道："他无法在他做出宝贵贡献的领域里发光发热，这让他无比沮丧。"

随后于 1983 年 2 月 13 日，原本身体状况良好的克兰突然主动脉破裂。由于没有预警信号，病情在病发前几个小时才被发现，当晚他在手术台上去世了。玛娜始终认为，对克兰一生卓越成就和服务来说，内啡肽诉讼案是"以德报怨"。内森·克兰享年 66 岁。

****

尽管"克兰的闹剧"以孑然的伤感收尾，但内啡肽和精神分裂症之间的潜在联系仍然是一个悬而未决的问题。在 1981 年的第三届世界生物精神病学大会上，一项由世界卫生组织赞助的研究得出结论，纳洛酮的确对服用过抗精神病药物的精神病患者有"明显改善"作用。纳洛酮和抗精神病药物可能协同作用于受内啡肽和神经递质多巴胺影响的中枢神经系统，产生的联合效果比单独使用任何一种药物都要显著。

这一发现证实了拉尔斯·特伦纽斯早期的怀疑，表明纳洛酮和其他吗啡拮抗剂在与现有疗法联合使用时，可能确实有助于缓解精神疾病。

1983 年春，特伦纽斯小组即将宣布一项振奋人心的发现。产后精神病综合征会影响新生儿的母亲们，使她们忽视甚至有时危害自己的婴儿，大约每 1000 名妇女中就有 1 名受此疾病的影响。这种疾病的过程很奇怪，通常在分娩后爆发，在八个月后又突然消退。事实上，这段时间与母乳喂养的时间大致吻合，2000 年前的希波克拉底（Hippocrates）就推测产后精神疾病与母乳有关。

现在看来，希波克拉底是正确的。那年冬天，特伦纽斯的实验室新来的肽类化学家弗雷德·尼贝里（Fred Nyberg）在产后精神病的女性患者的脊髓液中发现了突变型的酪啡肽，这是一种通常在母乳含有的内啡肽。如同坎达丝·珀特及其他人所认同的那样，内啡肽可能充当了母爱和情感纽带中的一环，但是尼贝里认为异常的内啡肽可能导致截然不同的悲剧：即分子水平上的精神病。

随着绿叶长出，5 月花绽放，瑞典的春天到了。倚靠在生物医学中心咖啡室的窗边，特伦纽斯发觉自己做起了白日梦。过去几周，他远离电话和实验室的管理工作，在耶路撒冷实验室进行自己的实验，同时逃离瑞典又一个漆黑萧条的酷寒4月。

他对尼贝里的新发现感到十分兴奋。"他们重新激发了我们对精神分裂症的兴趣。"他边说边坐回到办公室的椅子上，椅子背后挂着玛丽莲·梦露的肖像，他静静地思考着自己想要进行的研究。他一直在阅读20世纪20年代挪威研究员利夫·吉辛（Lief Giessing）的文章并为之着迷：

> 吉辛在湖边经营了一家小医院，那里只治疗一种类型的患者，这些患者患有被称为吉辛病的综合征，这是一种类似于僵直性紊乱的病症。他日复一日、年复一年地给患者诊疗，给他们测量体温、测瞳孔大小、检查分泌物。他为患者制作了详尽的行为指引，让他们保持标准化饮食，以谷物和水果为主食。这里像是某种动物群体的聚居地。他还记录了室外温度、空气、湖水、风、太阳和月亮周期。最终，他能根据这些因素预测吉辛病的发作。

> 纵向研究的理念就是监测患者的化学成分及其他的一切指标……我对此十分认同。

****

坎达丝·珀特在办公室废纸篓里翻找一张丢失的纸条。一面墙被书架占满，另一面墙是裸露的砖块，上面潦草地写了很多字。办公室里有一张桌子、一把办公椅，还有一把给访客用的弹簧座椅。办公桌上堆满了乱七八糟的文件，上面还有咖啡杯留下的痕迹。桌子上方挂着迷幻剂的海报和孩子们的画作。

晚上的演讲珀特还没准备好，她的秘书辞职了，她还要在阿古第二天乘船离开前把《离婚协议书》最终稿交到他手上。

他们的婚离得很和平：花费 500 美元，没有争议地"迅速"完成。演讲时她穿着深色裙子和白色缎面衬衫。她的脚趾甲上涂着黑、白、绿、红、蓝的条纹。在走出大楼的路上，她看见了阿古，在电梯门关闭的瞬间，她开玩笑地对他说："我又单身了，也许我们可以在一起……"

珀特说，她感到非常"内啡肽般的兴奋"，因为她与一位年轻的科学家坠入了爱河，他们计划一起使用她设计出的生物测定法来研究肺癌的成因，这种方法是她为检测一种名为肺泡素的肽类设计方法，这种肽类由肺癌细胞所释放。她的父亲死于肺癌，她曾试图与父亲的医生合作，最后却无疾而终。她觉得，比起发现癌症的治疗方法，这个领域的科学家更看重"争强好胜的大男子主义"。

珀特开着她的菲亚特汽车驶出停车场。接着，在她位于贝塞斯达郊区的覆盖着常春藤的小屋里，她花了一个下午的时间在屋外的露台准备演讲，野餐桌上随意放着成堆的幻灯片和文件。她的孩子布兰登、瓦妮莎和埃文来回穿梭。管家正煮着鸡肉。

珀特工作时嘴里会振振有词："蜡质化的大鼠与痛觉或精神疾病关系不大，但与性的关系较明显。这是拱背状态，一种'蜡质化的灵活性'，呈现出拱背的姿态。雌性老鼠会出现这种状态，它们在性交时出现拱背的姿势。人类中的女性也是如此；她们在性行为中完全是被动的。促黄体生成素释放激素会诱发这一现象，而内啡肽会影响促黄体生成素释放激素的水平。

这就是为什么性会让人上瘾，呃……这是性的二态性……"

她换上泳衣，在院子里做了伸展运动后继续工作。"内啡肽的最好打开方式是性行为，但要伴随着爱，这会持续很长时间……会耗尽你的神经肽。这在性行为后很明显，那种被这些情绪类的化学物质淹没的感觉。在辛苦的一天结束时，当你不知道是进是退，你会被各种不同的、相互矛盾的情绪影响着，挥之不去，但随后你会感到精疲力竭、情绪低落。你可以通过运动、一顿美餐或一晚上的好觉来轻松恢复平衡。"

"我们是机器，机器，机器，"她坚持道，"受体是情绪的靶点。我确信这是正确的方向，尽管我一直不愿意公开表达它，科学家是不喜形于色的。他们不应该在意研究的结果。但理所应当他们是会在意的，他们往往通过投入研究当中来避免直面情绪。"

坎达丝·珀特驱车前往石屋（Stone House），这是美国国立卫生研究院于 19 世纪建成的办公楼，她演讲的题目是《情感的生物化学：从分子到神秘主义》（The Biochemistry of the Emotions: from Molecules to Mysticism）。她告诉观众，她那天下午"痛苦地"考虑过在国立卫生研究院使用"情感"这个词，那里的科学家"既可怕又极其聪明"。

演讲结束后有葡萄酒和奶酪。珀特的演讲很成功，在她驱车回家的路上，一想到将英国绅士与非洲俾格米族人的大脑情感中心的含量进行比较，她就笑了出来。

****

宴会菜单以牛油果酱煮三文鱼配上 1979 年的普伊 – 富赛葡萄酒作为开

胃菜；主菜是切片的惠灵顿牛排，配以一款 1976 年上等的波尔多夏图·拉休斯特酒庄葡萄酒；甜点是杜林标酒雪里白，接着是名为小阿伯丁的小鱼煎饼；然后是咖啡和格兰姆波特酒、干邑，自然少不了格兰摩朗吉威士忌。礼物包括柏林 Herz 集团的一箱德国葡萄酒，以及国际麻醉品研究会议定制的手工瓷盘，其釉面饰有环绕麦芽的罂粟花，背面刻有阿伯丁大学的盾徽，周边列出了汉斯·科斯特利茨的众多职位和荣誉。

汉娜·科斯特利茨也收到了一只带有类似图案的爱心杯。1983 年 4 月11 日，距离科斯特利茨的 80 岁生日还有 10 天，近 200 位科学家参加了为期一天的研讨会，剑桥大学丘吉尔学院（Churchill College）宽敞、高大的餐厅座无虚席。晚餐前举行了一个长时间的雪利酒会，到处洋溢着节日的氛围。会上宣读了六封电报，其中有一封来自瑞基特－戈尔曼药业公司，祝词写着"献给一位智者，充满激情的导师"。

司仪哈里·科利尔以英国浪漫诗人威廉·华兹华斯（William Wordsworth）的《威尼斯》（Venice）为灵感创作了一首诗，献给八十大寿的汉斯·科斯特利茨：

> 噢，汉斯！你是那些不同寻常的少数人之一，
>
> 你在 70 多岁依然开出最美的花朵。
>
> 今愿你的下一个 10 年永不衰败，
>
> 只因你对延长时间的奥秘了如指掌。

科斯特利茨的生日庆祝活动是件特别开心的事，因为这是在他从第二次中风康复后举办的。桑迪·麦克奈特焦虑地回忆道："这次真的挺糟糕的。"在过去的几个月里，科斯特利茨曾 11 次横跨大西洋。就在研讨会召

开前的 1 月，当时他和汉娜结束了在加利福尼亚州文图拉（Ventura）举办的会议，正在洛杉矶机场等候登机返回伦敦时他突然晕倒了。他的秘书玛丽·唐纳德（Mary Donald）接到了他们在阿伯丁库尔茨邻居的电话，麦克奈特赶紧给约翰·休斯去了电话，然后约翰·休斯又给加利福尼亚的胡达·阿基尔打了电话。汉娜也已经给阿夫拉姆·戈德斯坦打了电话，她吓坏了。

科斯特利茨在中风后的第一周住进了重症监护室，又经过了精神绷紧的一周后，他和汉娜承蒙英国航空公司的照顾得以飞回家中。在伦敦，他接受了一系列的检查，并在库尔兹度过了漫长且烦躁的康复期。自从中风以来，科斯特利茨遇到了记名字的困难，他很难回想起是谁做了某个实验。然而，他可以从书架上取下一本书，快速翻到特定的参考资料，并找到相应的名字。显然，他的空间记忆没有受损。"要是我能客观地面对这一问题就好了，"他曾经说过，"这将是一个非常有趣的现象。"

医生禁止科斯特利茨开车，"对他而言这是无比沮丧的变故，"一位同事说，"但对阿伯丁的行人来说，却是他们的一件幸事。"

现在科斯特利茨的身体已完全康复了，所有人都明显感觉到这场疾病完全没有削弱这位老人的精气神。他身着时髦的米色夹克，晚餐之前赶到丘吉尔学院酒吧接受大家的祝福。汉娜穿着浅色印花连衣裙谈笑风生，而部门里几乎不会说英语的中国博士后正努力尝试着让他们与阿夫拉姆·戈德斯坦和埃里克·西蒙等人一起摆好姿势合影。

"你永远无法预测命数和精力，"老人幽默地眨着眼对大家说，"但对我来说，持续不断地工作、阿伯丁的每个激动人心的事件以及和年轻同事们交往弥足珍贵。"

科斯特利茨晚宴当天,演讲者分别用 20 分钟总结了内啡肽研究的各个领域的进展,但无一例外地,回忆总是与科学相互交织:戈登·利斯回忆了在青蛙实验室的日子;约翰·休斯讲述了他制作猪脑汤的可怕配方;而拉尔斯·特伦纽斯则回忆起同期在阿伯丁"奇妙的亢奋",他还记得年轻时的休斯"不像现在这么时髦",在实验室黑暗的角落研磨大脑。

胡达·阿基尔的致辞是最感人的,他感谢科斯特利茨给了他的朋友和同事这么多"倒退的"时光分享,当时,时间似乎静止了,一切仿佛向死而生。

对往事的追忆一直持续到了晚宴的致辞,虽然少了一丝虔诚。科利尔和悉尼·阿彻兴致勃勃地回忆起一开始的"雪茄会议",以及科科约克灾难性会议,当时科斯特利茨泄露了秘密。

在科利尔补充了几句之后,科斯特利茨做了总结发言,然后科学家们赶在关门前冲进了酒吧。汉娜和科斯特利茨一直待到了半夜才离开,尽管她抗议要"再来点啤酒",但她还是和科斯特利茨提前离开了,留下其他人继续畅饮。

汉斯·科斯特利茨的朋友哈里·科利尔于次年夏天去世,享年 72 岁。

所罗门·斯奈德的团队正在寻找大麻受体,而斯奈德在获得约翰斯·霍普金斯大学的许可后,正计划组建自己的公司 Nova Inc.。他招募了诺贝尔奖获得者朱利叶斯·阿克塞尔罗德(Julius Axelrod)加入董事会,并以几分钱的价格认购了数千股股票。公司股票最终以 1.5 美元发行,让斯奈德一夜之间成了百万富翁。

几个月后,阿夫拉姆·戈德斯坦启动了另一项研究,他宣布在牛下丘脑发现了一种比任何内啡肽都更像吗啡的物质。

戴维·迈耶是发现刺激镇痛的关键角色，也是首批将内啡肽与针灸联系起来的科学家之一，他于 8 月前往斯里兰卡研究庆典上的踏火者。他好奇内啡肽在这种现象中发挥什么作用，并计划使用纳洛酮对部分踏火者进行实验。他开玩笑地说："如果他们化为灰烬，我们就能知道它是如何起作用的了。"

****

又过去了一年。在参加了一周前剑桥举办的第十五届国际麻醉品研究会议后，汉斯·科斯特利茨和汉娜在伦敦兰士登俱乐部待了几天。那是个礼拜六，俱乐部的成员很少留在那里，科斯特利茨独自坐在会客室中，阅读他 80 岁生日座谈会的会议纪要，这是一本用皮革装饰并由金箔封面装订的定制书，是大会赠予他的礼物。

会客厅装饰着磨损的东方地毯和舒适的古董皮革"躺椅"，显得十分宽敞。墙壁和装饰线条是淡绿色和桃子色的，房间的天花板高耸，能传来回声。

科斯特利茨多年前就加入了兰士登俱乐部，这里比酒店便宜，而且餐食相当不错。他和汉娜在伦敦的时候总待在这里，自他上次中风之后，在他进行检查时，汉娜和护士也住在这里。科斯特利茨坐在花园内傍着绿色喷泉的桌子旁边，点了茶和热十字面包。"当你 40 岁的时候，"他说道，"你必须做出决定。你可以满怀激情，特别是如果你的导师也是这样的人，但你还是得去考虑未来。我能不能获得成功且被科学界认可？要是失败了，我该怎么办？你可以从事教学工作或者去企业工作。要是像我这样有些疯狂的科学家，就会继续从事研究工作。即便我已经成功了，我还是不能停下来。"

他看着外面的花园，沉默了片刻，继续说道："这几乎是一个关于造物主的问题。在研究脑啡肽时，你得到了一种信念而非基于宗教信仰的。你开始产生崇敬和惊叹之情，这是怎么发生的？动植物共享如此结构相似的化学物质？即使在数百万年的进化后，地球及其上所有的植物和生物，怎么会如此简单而统一？"

在花园里，他心潮澎湃地沉浸在对往事的回忆之中，时间又过了两个小时，汉娜打断了他。"这就是科学家的通病，"她揶揄道，"他们粗鲁，不讲文明。他们不知道什么时候该进来喝一杯。"

他们的房间很简朴，放有两张单人床、一张擦得锃亮的梳妆台和一个壁柜，汉娜在壁柜里放了些塑料杯、雪利酒和麦卡伦单一麦芽威士忌。科斯特利茨说他习惯在晚上喝一小杯威士忌，然后再回去工作。"一边慢慢啜饮，一边听着巴赫的音乐。"他安逸地说道。

汉娜撕开了薯片和花生的包装袋，聊着当天下午逛街购物时碰到的事。她对在百货公司里看到许多阿拉伯女性感到惊讶。科斯特利茨坐在窗边，阳光洒进来，他慢慢品着酒。

"你长了个酒鬼的鼻子。"汉娜说。科斯特利茨回答说，那是因为坐在阳光下，鼻子被晒得有点红。她在手提包里翻找了一会儿，找出化妆包，从里面拿出粉盒，熟练地给他的鼻子扑了扑粉。

她笑着说："这样就好了，男人也该化妆。"老人的嘴角带着微笑，凝视着窗外。

****

随后一个礼拜四的下午，约翰·休斯前往剑桥郡办事处为新生的女儿乔治娜·彭宁顿·休斯（Georgina Pennington Hughes）办理出生登记。他再一次成为父亲，他惺忪的睡眼足以证明；就在国际麻醉品研究会议几天前，休斯的同居伴侣朱莉·彭宁顿诞下了新生儿。休斯上一段婚姻已为他带来了现年17岁的女儿凯瑟琳，她在剑桥学习，每周有几天会和他一起生活。凯瑟琳长得漂亮，又很聪明，对马十分着迷，休斯在她16岁生日时送给了她一匹属于她的小马。

休斯经历了疾病复发和胆囊手术。他不再抽他的烟斗，而是嚼起了口香糖，但他不确定哪个更"让人反感"。他在帕克－戴维斯制药公司研究部门的新办公地点最初被安置在一个用预制板搭建的箱型建筑里，看起来像是一个护林员小屋。它建在英国剑桥爱登布鲁克斯医院（Addenbrookes Hospital）后泥泞、树木丛生的林地上，下面垫着支架用来防潮。

就在几个月前，实验室发生了一场火灾，整栋建筑被烧毁。

一名实验室工作人员回忆道："烧得只剩下约翰的巧克力消化饼干。"神奇的是，休斯关于脑啡肽发现的早期笔记也得以幸存下来。在新的永久性设施竣工前，他的部门被转移到了医院内的临时场所。

休斯和朱莉·彭宁顿住在剑桥郊外30英里处的一所有200年历史的农舍里，他们用古董家具布置这座修复过的房子。附近居住的都是低调的百万富翁——"谨慎"的有钱人。有些人休斯已经见过，他们是那种"默默无闻的学者永远接触不到的人"，这让休斯很感兴趣。

"你可以拥有一切，"他驾驶着路虎沿着学院梦幻般的尖塔下蜿蜒曲折的街道前行，"我才意识到这一点。确实有这样一些人，他们生来就拥有一切。"

他从未将科学当作致富的手段，但这并不意味着他不想成为财富自由的科学家。他回忆道："如果可以重新选择，我也许不会当科学家而会成为律师。"但他沉思片刻又补充道："成为科学家的选择并不完全是理性的。"

他仍在画画（画得不太好）、打高尔夫（打得也不尽如人意），并且把房子后面约 1000 多平方米的空地拾掇出来搞种植。他本想更多地学习关于花卉化学的知识，但这似乎不太可能实现。他深知当他进入帕克－戴维斯制药公司工作时，他就再也无法从事自己一直深耕的基础研究项目了。制药公司总是等待着突破来临，却很少自己去创造突破。

当然，事情永远不会像他在阿伯丁那般简单且充满挑战。但如今休斯已经 42 岁了，他已经做出了自己的决定。他从来不像科斯特利茨那样"疯狂"，对此他并不沮丧。但如果他全身心投入，他也会一往无前。作为帕克－戴维斯制药公司研究部门的主管，他现在就有了这样的机会了。他在爱登布鲁克斯医院的实验室和办公室虽然只是一个临时场所，但在医院后的树林里，特别是在阴沉的午后，这间灯火通明的新办公室就像是半显形的巨大幽灵。

****

到了下午 5 点，汉斯·科斯特利茨开始召集他的团队。"半小时后你想喝点儿什么吗？"他突然出现在马里沙尔学院塔楼的教职办公室问道。"噢，当然啦。"桑迪·麦克奈特向他保证。

其他四名年轻的研究人员和麦克奈特共用一间大办公室，他们通常会在 5 点 30 分前聚集到办公室。艾伦·诺斯和格雷姆·亨德森到格拉斯哥大学参加一个电生理学会议，顺道来访。他们两人现在都担任要职：亨德森的头发比以前更短了，现在在剑桥教书；而在汉娜·科斯特利茨看来仍是"最帅科学家"的诺斯，现在在麻省理工学院工作。诺斯刚在格拉斯哥拿了个奖，他自豪地告诉科斯特利茨："这一切都归功于你。"他的奖品是一瓶麦卡伦威士忌，因为他参加的比赛是威士忌品鉴大赛。科斯特利茨大笑起来。

科斯特利茨穿着一套棕褐色的夏季西装，而年轻人们都穿着更为休闲的服装。那是 8 月，天气炎热。亨德森穿着短裤，麦克奈特穿着蓝色牛仔裤，搭配着印有"成瘾药物研究部"首字母的的 T 恤。他给所有人都定制了这样一件 T 恤，包括教授在内。

他们沿着南翼的螺旋形塔楼楼梯下到一楼。到了停车场，科斯特利茨走向他那白棕相间的 2 升排量的福特安格里亚。他在体检后得以延长驾照的期限，又能重新开车了，他像从前那样每天从家里来回两次。

汉娜仍然坚持让他回家吃午饭。他上次中风把她吓坏了，现在她也不像往常那样参加各种活动了。晚上大部分的时间他们都待在一起；他等到她 10 点上床睡觉后，喝一点威士忌配着巴赫的音乐又继续工作。她有更多的时间陪伴他，她很喜欢这样的生活。

科斯特利茨在繁忙的皇后街十字路口，穿梭于往来的人群中。过了路口的第三扇门就是柯克盖特酒吧，他点了平时常喝的半品脱麦克尤恩啤酒，和年轻的朋友们围坐在一起，讨论着食物、语言和历史上的诺曼征服。"我们吃的东西很多都有法文名，"他说，"你吃的不是牛（cow），而是牛肉（beef）、牛的肉（boeuf）；你吃的不是羊（sheep），而是羊肉（mutton），你吃的不是猪（pig），而是猪肉（pork）；你吃的不是母鸡（hen）……"

柯克盖特酒吧在过去 10 年里几乎没有变化。过去和现在在细节之中交融。酒吧后面的壁龛的飞镖板和钢琴如今都不在了。棕色的镀锡天花板、打补丁的红色皮革长凳以及从前橄榄球队的照片……则都没有改变。

在上第二轮酒的时候，科斯特利茨说："这就是科学家的思维方式。"他一直在为大学图书馆寻找一些早期的笔记，图书馆想为这些记录归档，但没能成功。"那时我什么都记下来，"他回忆着，"年轻的时候什么都想写下来，部分原因是出于自命不凡。后来我就不再这么做了。记录单纯是为了好奇心。你只想着现在，还有一点点未来想做的事情。就脑啡肽而言，刚开始我并不认为这是我们最重要的事情。恰恰是在你认为某件事特别重要时，你会停止工作，而在你不经意的时候，却会变得有名。脑啡肽的发现只是一个开始。若是有人突然宣布了新发现，它将立刻变得不值一提。当人们认为自己正在创造历史时，大概率都会事与愿违。"

聚会结束时已将近 7 点。阿伯丁大学马里沙尔学院的花岗岩立面、城市景观中奇特的教堂尖塔、塔楼和圆顶，都在落日的余晖中闪烁着朦胧的银光。学院前的玫瑰正在盛开，海鸥鸣叫声此起彼伏，一天又一次结束了。汉斯·科斯特利茨走出门外时说道："阳光普照下，一切都变得不同了。"